secretos de belleza natural

Maripi Gadet

secretos de belleza natural

Grijalbo

Primera edición: noviembre, 2004

Printed in Spain – Impreso en España

ISBN: 84-253-3900-6
Depósito legal: B. 46.304 - 2004

Fotocomposición: Anglofort, S.A.

Impreso en Liberdúplex, S. L.
Constitució, 19. Barcelona

GR 39006

ÍNDICE

PRÓLOGO

Coco Chanel solía decir: «La naturaleza te regala la cara que tienes a los veinte años. Es mérito tuyo la que tengas a los cincuenta». Y es que el futuro de tu piel está en tus manos.

Cuanto antes comiences a cuidar tu aspecto físico, mucho mejor. No desesperes, ni consideres que es demasiado tarde, y recuerda el refrán: «Nunca es tarde si la dicha es buena», en este caso te puedo asegurar que merece la pena.

La belleza está unida a la salud, lo que no significa que una persona que carezca de ella esté destinada a ser eternamente fea, sino que si cuidamos nuestros hábitos cotidianos y nos alejamos de actos insalubres mejoraremos considerablemente nuestro aspecto físico. La dieta alimenticia, las horas de sueño y de descanso, el ejercicio realizado, el grado de contaminación medioambiental del lugar donde vivimos, las influencias climáticas, el estrés al que se está sometido, etcétera, son factores importantes que nos influyen considerablemente. Está en tus manos intentar cambiar muchos de ellos; otros no, pero con un pequeño esfuerzo podrás conseguir mejorar tu aspecto físico. Con ello nadie saldrá más beneficiado que tú.

En este libro he intentado recopilar las recetas naturales que, generación tras generación, han demostrado su eficacia cosmética. Quizá, por mi forma de entender la vida, me he decantado siempre por lo natural, y sobre todo por los cuidados naturales para nuestro cuerpo. Hoy en día son muchas las personas que acuden a la cosmética casera.

Con ello no quiero menospreciar la cosmética comercial, que considero muy efectiva y, en muchas ocasiones, más cómoda de utilizar. Los niveles alcanzados y la constante investigación en torno al mundo de la estética son asombrosos. Sin embargo, soy de las que creen en la relación entre el hombre y la naturaleza, fuente natural de bienestar para el cuerpo, la salud y el espíritu. Por ello te ofrezco algunas recetas fáciles de realizar, que te ayudarán a obtener ese equilibrio natural. Y digo fáciles de realizar porque todo lo que necesitarás lo puedes encontrar en la mayoría de despensas de todos los hogares, en un herbolario, en un centro de productos dietéticos o en cualquier tienda o supermercado; no tendrás ninguna dificultad en preparar ni en saber usar las recetas.

Por último, decir que he querido evitar a toda costa la inclusión de tecnicismo alguno, para hacer de este libro una guía práctica, sencilla, cómoda y de fácil comprensión para todo el mundo. Sólo espero haberlo logrado.

Los productos vegetales están presentes constantemente en nuestras vidas. Podemos encontrarlos en medicinas, cosméticos, perfumes, mobiliario, construcción, decoración de viviendas de diseño, como material de papelería o producto de limpieza, etcétera. Una nueva, pero en el fondo muy antigua, filosofía de vida que ha irrumpido en nuestra sociedad con mucha fuerza.

Muchos de los productos utilizados en este libro son fácilmente cultivables en un pequeño jardincito, huerto o maceta casera. Generalmente se trata de plantas muy sencillas y muy fáciles de mantener en cualquier trozo de terreno, con unos mínimos cuidados. Para los ya aficionados a la jardinería, esto será tan sencillo como cultivar cualquier otra planta ornamental. Los neófitos en estas lides quizá descubran un precioso *hobby*. También puedes aprovechar un día estupendo de campo para recolectar algunos de los ingredientes que luego te servirán para realizar tus propias recetas. Pruébalo, seguro que repites, se trata de algo divertido y muy saludable.

Consejos para recolectar plantas

- Hazte con una guía de plantas silvestres. Poco a poco, irás familiarizándote y, poniendo un poquito de interés, cada día conocerás más especies.
- Selecciona siempre ejemplares sanos, que se encuentren lejos de las carreteras y los lugares contaminados.
- Asegúrate de que no estén fertilizadas, ni fumigadas químicamente: los herbicidas y pesticidas tampoco son nada gratos para estos menesteres. Por lógica, los lugares más asilvestrados, descuidados y lejos de tierras de explotación agrícola son los mejores.
- No recolectes en días de lluvia, correrías el peligro de que se te enmohezca la cosecha.
- Hazte con una cestita de mimbre: aunque parece más práctico utilizar una bolsa de plástico, este material, al conservar el calor, hace que las plantas suden y se descompongan en muy poco tiempo.
- Selecciona las partes más tiernas de las hojas, y las flores lo más cerradas posible.
- Pon cuidado en no arrancar nunca las plantas de raíz, de esta forma la planta seguirá su proceso evolutivo y otras personas, o quién sabe si tú mismo, podrán beneficiarse de sus propiedades en otra ocasión.
- Respeta todas aquellas especies que estén protegidas por peligro de extinción.
- Con la recolección podrás obtener cremas, aceites de hierbas, licores, tinturas, esencias, suavizantes, mascarillas capilares, etcétera.

- Has de tener en cuenta que nunca puedes permitirte el fallo de elegir una planta equivocadamente. Si no estás completamente segura, es mejor que la dejes en su sitio.

CONSEJOS PARA FABRICAR TUS PROPIOS COSMÉTICOS

- Procura preparar poca cantidad de cualquiera de las fórmulas: piensa que los conservantes son naturales y, en algunos casos, el cosmético dura muy poco tiempo sin perder propiedades. A medida que te familiarices con el producto, podrás ir modificando poco a poco la fórmula para adaptarla a tus necesidades y gustos.
- Las cremas y demás productos han de ser homogéneos, por lo tanto tendrás que batirlos bien hasta conseguir una textura cómoda y fácil de aplicar.
- Utiliza etiquetas adhesivas para ponerles nombre a tus preparados. Es la única manera de distinguirlos. Evitarás más de una confusión, sobre todo cuando te acostumbres a la cosmética natural y casi todos tus cosméticos estén formulados por ti.
- Los ingredientes básicos de la cosmética natural no incluyen los que generalmente son causantes de alergias cutáneas: excipientes, siliconas, parafinas, conservantes y colorantes artificiales, que no suelen ser productos de origen natural. Esto no garantiza que algunas recetas puedan ser causantes de reacciones alérgicas, piensa que cada ser humano reacciona de forma diferente. Si una persona es alérgica al melocotón, obviamente, no podrá utilizar una mascarilla que contenga esta fruta.
- Si tienes alguna duda sobre algún cosmético, puedes probarlo previamente en la piel de la cara interna del antebrazo, zona extremadamente sensible: cualquier efecto negativo o intolerancia será evidente en pocos minutos.

1

UN POCO DE HISTORIA

Si hacemos un pequeño recorrido a lo largo de la Historia, comprobaremos la importancia que ha tenido el culto al cuerpo y la belleza para la humanidad.

Los hombres y mujeres del Paleolítico utilizaban la grasa y la sangre de los animales que cazaban, al igual que la mezcla de distintas tierras, con intención de hacer maquillajes para la cara y distintas partes del cuerpo.

Ya en el antiguo Egipto la belleza era un bien muy preciado. Entre las pertenencias y bienes personales que acompañaban a los cuerpos momificados de los faraones solían encontrarse perfumes, bálsamos, khol para delinear los ojos y hennas. Los barros del río Nilo eran frecuentemente utilizados como mascarillas faciales. También empleaban aceites aromáticos extraídos de plantas naturales con los que embadurnaban sus cuerpos.

Los pueblos mesopotámicos estaban, asimismo, muy avanzados en el arte de la cosmética. Demostraron un gran interés por la higiene personal, creando gran variedad de productos para el baño compuesto de zumos de plantas y de piñas de pino.

Los antiguos griegos heredaron muchas recetas de los egipcios y, sobre todo las féminas, usaban gran cantidad de cosméticos, decantándose especialmente por los tintes para el cabello: cambiaban caprichosamente el color de su pelo utilizando extractos de plantas y combinaciones de minerales; lo decoloraban y, como consecuencia, comenzaron a utilizar acondicionadores capilares. Surgieron las pelucas, para cuya elaboración emplearon las cabelleras de los prisioneros capturados. Empezaron asimismo a depilarse, usando para ello mezclas de sosa y arsénico; otra técnica muy extendida era desgastar el vello frotándolo con piedra pómez.

Las mascarillas faciales resultaban de mezclar huevos, miel, harinas y cebada; siglos después, sigue siendo una receta nada descabellada para determinados tipos de piel.

El físico griego Galeno comenzó en estas fechas a utilizar lo que actualmente conocemos como *cold cream*. Para conseguirlo mezclaba cera de abeja con aceites vegetales; este producto lo empleaban al igual mujeres y hombres, y con él conseguían aportar elasticidad y suavidad a la piel.

Por otro lado, también eran conocedores de la lanolina, extraída de la lana de los ovinos, producto que en nuestros días se sigue usando con fines cosméticos.

Los romanos cuidaban sus dientes limpiándolos con polvos de piedra pómez, o bien con vinagres aromatizados. Pero, sin lugar a dudas, lo que más destacó de esta civilización fueron sus baños. Se crearon las termas o baños públicos. Los más privilegiados eran poseedores de un baño privado dentro de su vivienda, considerándolo un símbolo de estatus social elevado. Acompañaban este ritual de belleza y de relax con preparados perfumes y aceites extraídos de plantas; la mujer de Nerón, por ejemplo, se sumergía en leche. Para ello disponía de un rebaño de ovejas destinadas exclusivamente a proporcionar la leche necesaria para este menester.

Los maquillajes también formaban parte de esta civilización. Para ello utilizaban mezclas de tiza con plomo, con las cuales embadurnaban sus caras, luciéndose extremadamente blancas, condición de belleza imprescindible en una dama romana. Ojos perfilados de khol y labios y mejillas sombreados de ocre y rojo finalizaban el extenso ritual de belleza romano.

El cristianismo consideró los cuidados físicos algo banal y pecaminoso, perdiéndose así gran cantidad de fórmulas de cosméticos y de perfumes.

En el siglo xv se produjo un resurgir del culto al cuerpo y a la belleza gracias a las damas francesas. El abanico de ingredientes utilizados para formular cosméticos se incrementó con notoriedad: polvos de alabastro, almidón, cochinilla (bichito de la familia de los hemípteros que hoy en día se sigue utilizando para colorear barras de labios), goma arábiga, clara de huevo, etcétera. También se estilaba la depilación de las cejas, hasta hacerlas muchas veces desaparecer. Enrique III utilizaba para sus cuidados mascarillas faciales a base de arena, clara de huevo y perfumes. Y María Estuardo se bañaba con vino con la intención de que su piel resultara tan blanca como la nieve. La higiene personal poco a poco fue decayendo, con lo cual se fomentó el uso de perfumes y colonias para disimular los olores corporales ocasionados por la falta de limpieza.

Y así, hasta nuestros días, hemos ido cambiando cánones de belleza, modas y medios para lucir más guapos y atractivos a los ojos del mundo. El siglo casi recién estrenado inaugura una nueva era de la cosmética. Tendencias innovadoras que recurren a las recetas de belleza caseras de nuestros antepasados, junto con el uso de nuevas y avanzadas tecnologías que nos ofrecen los centros estéticos y la cosmética comercial. Todo al servicio de la belleza. Es cierto que para obtener la máxima eficacia a través de una cura de belleza, debe tratarse conjuntamente cuerpo y espíritu, además de mantener siempre un estado de ánimo positivo.

2

CONOCE TU PIEL

Para comenzar a cuidarte es imprescindible que conozcas, a grandes rasgos y de una forma sencilla, tu tipo de piel.

Siempre has de tener presente que tu piel está viva, que mide unos dos metros cuadrados y tiene un peso aproximado de cuatro kilos. En su extensión, tiene un grosor de dos milímetros. La epidermis, por sí sola, no supera la quinta parte de un milímetro. Sus funciones son excretoras y protectoras principalmente. Como consecuencia de actuar de barrera frente a los agentes agresivos externos, con frecuencia se muestra enrojecida, inflamada y con irritaciones. Además, también se encarga de evitar la pérdida de agua, e impide la penetración de cualquier agente patógeno que pueda estar en contacto con nuestra persona.

Se compone de varias capas de diferente estructura: epidermis, dermis e hipodermis. La dermis está surcada por infinidad de vasos, sanguíneos y linfáticos, y nervios, en un amasijo perfectamente colocado y entretejido por una retícula de fibras diferentes.

Existen cuatro tipos de piel: seca, grasa, mixta y normal. A éstos tenemos que añadir los problemas más habituales que podemos sufrir: sensibilidad cutánea, acné, diferentes tipos de manchas, atonía muscular, deshidratación, desnutrición, falta de oxigenación, etcétera.

Comenzaremos, por la *piel seca*. Se caracteriza generalmente por su falta de brillo, poros finos y con tendencia a la descamación. La falta de los cuidados necesarios provoca la aparición de arrugas de forma prematura. A menudo está acompañada de un exceso de sensibilidad, lo que provoca enrojecimientos.

La *piel grasa*, por el contrario, suele tener un tono brillante. Casi siempre va acompañada de poros dilatados. Cuando la producción de grasa es excesiva, y los cuidados escasos o inapropiados, suelen aparecer espinillas y comedones.

La denominada *piel mixta* surge de la combinación de uno o varios tipos distintos de piel, repartidos por diferentes partes del rostro. Generalmente, se combinan las zonas grasas con las secas, siendo las primeras las que están en la zona T: es decir, frente, nariz y barbilla.

La *piel normal* es el tipo de piel «perfecta». Tersa, bien irrigada, con el pH equilibrado, no brilla, y se mantiene en perfecto grado de hidratación.

La *piel sensible* la poseen un tanto por ciento muy elevado de personas. Presenta habitualmente rojeces cutáneas, es decir, dilatación anormal en los vasos capilares sanguíneos, lo que, aparte de ser antiestético, produce en algunos casos una serie de molestias, como son picores, descamación y tirantez excesiva de la piel. Conviene decir que las personas rubias y con ojos claros corren mucho más riesgo de padecer rojeces que las de piel morena, según las estadísticas. Este fenómeno se produce en ambos sexos, y en todo tipo de pieles: secas, grasas, jóvenes, maduras..., aunque las que más se enrojecen son las secas. Las pieles grasas, debido a muchos de los productos cosméticos que se utilizan para combatir el exceso de sebo, y que poco a poco eliminan la capa protectora de la piel, quedan desprotegidas y sufren irritaciones y enrojecimientos.

La piel sonrosada o piel roja es muy sensible, frágil y vulnerable. Reacciona exacerbadamente a los factores externos: los rayos ultravioleta, la calefacción, los cambios de temperatura bruscos, el aire acondicionado, la polución ambiental, los perfumes, las aguas calizas, la sal del mar, los productos cosméticos fuertes o no apropiados, y un sinfín de factores pueden producir reacciones nefastas en este tipo de piel.

También le afectan los cambios internos, cualquier desequilibrio hormonal, menopausia, embarazo, andropausia, estrés, etcétera. La alimentación desempeña asimismo un papel muy importante en el estado de las pieles sensibles. El consumo en exceso de grasas animales, el tabaco, el alcohol, la ingesta de ciertos medicamentos, los conservantes alimenticios, los picantes...

Las pieles sensibles necesitan reforzar su barrera lipídica para poder resistir mejor cualquiera de las agresiones a las que inevitablemente estamos expuestos continuamente.

Una piel sensible, si está mal cuidada, envejece prematuramente; así que, si reconoces este problema como propio, te aconsejo poner freno cuanto antes a la situación.

Como contrapartida, y, para que no sea todo negativo, generalmente se trata de pieles finas, transparentes y muy bellas.

La cosmética ha avanzado a pasos agigantados, pero estamos ante la misma inseguridad de siempre: un producto cosmético mal aconsejado se convierte en un verdadero veneno para la piel. La cosmética ha de ir unida siempre al consejo de un buen profesional y buen conocedor de los productos con los que trabaja.

La cosmética utilizada para tratar pieles sensibles está compuesta principalmente de componentes sencillos, carentes de conservantes artificiales, colorantes y perfumes. Extractos de vegetales, algas y esencias naturales antialergénicas son principalmente la base de éstos.

Dentro de la cosmética natural, cabe destacar como plantas

muy aconsejadas para pieles sensibles la malva, el malvavisco, el lino, el saúco y la violeta, además de la manzanilla, rica en azuleno, que tiene efectos desinflamatorios, ejerciendo además una importante acción calmante y descongestiva. Muchas veces, erróneamente, se valora la calidad de las cremas por su agradable olor. No nos damos cuenta de que el aroma se desvanece en apenas unos minutos, mientras que el efecto de la crema ha de durar horas, que al fin y al cabo es de lo que se trata.

Lo que sí es cierto, sin ninguna duda, es que sólo contamos con una piel y, si deseamos disfrutar de ella sana y bonita durante muchos años, no nos queda otro remedio que cuidarla. Algunos pequeños hábitos pueden ser de gran ayuda:

- No salir nunca a la calle, ni en verano ni en invierno, sin aplicarte antes una crema protectora en la piel para mantenerla hidratada y crear así una barrera.
- En verano, extiende en las zonas más sensibles del rostro un fotoprotector más elevado que en el resto.
- El tabaco, el alcohol y el café agudizan la sensibilidad y la deshidratación. También deberás dejar un poco de lado los alimentos que contengan picantes.
- Utiliza leches limpiadoras muy suaves, y a ser posible formuladas con compuestos naturales.
- El contorno de ojos lo debes desmaquillar con productos específicos para esta zona, que por su sensibilidad extrema no acepta ser cuidada con cualquier cosmético.
- Nunca dejes tu piel durante toda una noche con restos de maquillaje o con la polución acumulada a lo largo del día. Si estás vaga, o vago, lávate al menos la cara con agua no demasiado fría.
- Evita en lo posible los cambios bruscos de temperatura.
- Cuando estés en lugares con calefacción o con aire acondicionado, procura tener siempre cerca un humidificador; si

no tienes esta posibilidad, pon un recipiente de agua próximo a la zona en la que te desenvuelves.

- Si resides en una zona en la cual el agua es dura, tu piel se resecará y se sensibilizará aún más. Lávate la cara con agua filtrada, y si no dispones de filtro hiérvela y déjala enfriar antes de utilizarla. Otra opción es lavarse con agua mineral embotellada.

- A la hora de maquillarte, debes saber que existen unos correctores especiales para esconder las rojeces cutáneas. Suelen tener color verde, y, lejos de convertirte en un lagarto, te aportarán unos resultados magníficos. Pruébalos. Se aplican antes de extender el maquillaje, y el secreto está en ponerse muy poca cantidad y muy bien difuminada.

- No utilices, bajo ningún concepto, jabones de tocador para lavarte la cara. Generalmente, contienen productos detergentes, que resultan abrasivos para el rostro. Desequilibran el pH de la piel, dejándola baja en defensas.

- No te pongas perfumes ni aguas de colonia en la cara, ni intentes secar tus granos con alcohol.

- Si vas a la montaña, o a esquiar, no olvides que una buena dosis de protector solar evitará que te quemes, y servirá de barrera contra el frío. Repite la aplicación cada dos horas aproximadamente.

- En los centros de belleza pueden realizarte tratamientos especiales para mejorar el estado de tu piel. Infórmate, por preguntar no te cobran en ningún sitio; no obstante, asegúrate siempre de la cualificación y profesionalidad que tiene la persona que va a tratarte. La personalización y adaptación al perfil de cada clienta/e de los cosméticos y tratamientos realizados en cabina es la clave del éxito.

3

LIMPIEZA

Nuestro cuerpo expulsa a través de la piel una gran cantidad de materias de desecho. A esto hay que añadirle las secreciones producidas por las glándulas sudoríparas y sebáceas. Con excepción del agua que se evapora, el resto de dichas materias se deposita en la piel, almacenándose si no se lleva a cabo una higiene completamente necesaria. Pero aún hay más: a lo largo del día estamos en contacto con cientos de partículas nocivas para nuestra piel, como por ejemplo los humos desprendidos por los vehículos, las chimeneas de las casas, la nicotina del tabaco, la lluvia que cae contaminada o la sequedad medioambiental.

La higiene es una práctica diaria indispensable para la buena salud de la piel. Para ello utilizaremos productos destinados específicamente para este menester. Éstos han de reunir una serie de cualidades para que no resulten agresivos y, de esta manera, evitar un posible desequilibrio del pH natural. La elección del producto adecuado puede convertirse en una ardua tarea: leches limpiadoras, jabones, aceites desmaquilladores o toallitas desmaquilladoras invaden las estanterías de centros de belleza, perfumerías, farmacias y hasta supermercados. Por otro lado, está la opción de fabricarte en casa tu cosmético utilizando una receta de la abuela.

- Las leches limpiadoras son las más conocidas, y utilizadas, de los desmaquilladores que puedes encontrar. Se trata de emulsiones fluidas que se aplican sobre el rostro masajeando suavemente allí donde suelen acumularse más restos de suciedad, como son las aletas de la nariz y las zonas que circundan a ésta. Acto seguido, se retira el producto con una esponjita muy suave, previamente humedecida en agua. Las esponjas de origen natural son muy propias para este menester por su gran suavidad.

- Los aceites desmaquilladores suelen ser de origen vegetal. Se aplican de igual manera que las leches limpiadoras. Generalmente, están más indicados en pieles secas o maduras, siempre dependiendo, claro está, de su composición.

- Las pastillas, conocidas como *pains* o panes desmaquilladores, tienen la apariencia de una pastilla de jabón, pero producen menos espuma. Su composición es diferente, y no suelen contener productos abrasivos que alteren el manto hidrolipídico natural. Son muy propias para pieles sensibles, intolerantes y frágiles, especialmente las que están compuestas a base de algas. Personalmente, aconsejo tener una jabonera destinada a su colocación, ya que su elevado precio, si lo comparamos con una pastilla de tocador normal y corriente, nos obliga a utilizarlas solamente a la hora del desmaquillado.

- Geles, espumas y toallitas desmaquilladoras completan la amplia variedad de texturas que podrás encontrar. Las toallitas son tremendamente cómodas para llevar en los viajes por el poco espacio que ocupan.

A la hora del desmaquillado, no puedes olvidar que el contorno de los ojos, por ser una zona extremadamente sensible y vulnerable, debe tener un tratamiento específico. Los desmaquilladores de ojos poseen un pH muy similar al de las lágrimas, y por tanto no irritan los ojos. No obstante, es conveniente tener precaución a la hora de aplicarlos, e intentar que no se introduzca nada en ellos.

Para evitar las temidas «patas de gallo», o arruguitas del contorno de los ojos, debes procurar no desplazar de un lado para otro la delicada piel del contorno orbicular. Los movimientos han de ser extremadamente suaves y lentos. No por hacer más presión vamos a dejar la piel más limpia. Hay que tener presente que ésta es la zona más delicada del rostro, y por ello es la primera que comienza a envejecer.

A continuación del desmaquillado es conveniente secar la piel con una toalla suave, fina y, preferentemente, que no contenga fibras artificiales; el algodón resulta muy absorbente y apropiado para ello. Efectúa ligeros toques continuados con la yema de los dedos, pero, eso sí, siempre sin frotar ni desplazar la piel de un lado para otro.

Una norma básica es que debes desmaquillarte a diario. La suciedad en la superficie cutánea, además de producir efectos ópticos antiestéticos, facilita el desarrollo de microorganismos y puede originar problemas dermatológicos.

Un error muy común es acostarse sin haber limpiado el maquillaje de todo el día. Algunas mujeres cometen incluso la imprudencia de aplicarse su crema de tratamiento sobre los restos de maquillaje, con lo cual se forma una pasta nada saludable y muy propicia para crear algún problema en la piel. Si eres de las que te maquillas a diario, y no hay manera de convencerte de que elimines estos restos de tu rostro, hazte un pequeño favor: lávate la cara con agua fresquita antes de aplicar cualquier producto de tratamiento.

Otro error menos extendido es la creencia de que la leche limpiadora se puede dejar aplicada como crema de tratamiento. Nada más lejos de la realidad: siempre es necesario retirarla del rostro; no por tenerla más tiempo aplicada va a ejercer una limpieza más profunda, el efecto puede resultar totalmente nefasto para la salud de la piel.

Finalmente, recuerda el 1, 2 y 3: primero los ojos, segundo la boca y el rostro después.

La limpieza es imprescindible para mantener la piel saludable; sin embargo, elimina aceites naturales y el manto hidrolipídico protector; por tanto, una buena limpieza siempre ha de ir seguida de una buena hidratación y nutrición para reponer los alimentos perdidos.

LECHE LIMPIADORA DE LIMÓN Y YOGUR

El limón fue introducido en Europa por el pueblo árabe. Forma parte de nuestra cultura mediterránea, y no falta en ningún hogar. Es muy utilizado en recetas para productos faciales corporales y capilares, y también es muy apreciado como aromatizante en infinidad de productos cosméticos.

Son muchos los efectos beneficiosos que nos aporta el yogur; además de ser un alimento muy común dentro de nuestra civilización, es muy utilizado en cosmética, sobre todo natural. Este ingrediente suele aparecer en infinidad de recetas recopiladas a través de los tiempos. Es apropiado para pieles grasas y con problemas de acné, ya que la mayoría de los organismos patógenos son atacados por el ácido que contiene. Si dispones de tiempo suficiente, prueba a hacer tu propio yogur artesanal, no sólo con intenciones cosméticas, sino alimenticias.

Esta mezcla es ideal para desmaquillarse con toda suavidad. Te aseguro que muchas personas la utilizan a diario.

Mezcla en un bol una cucharada sopera de yogur natural con una cucharadita de café de zumo de limón. Aplica sobre tu rostro y escote esta mezcla, y retírala con un algodón.

LECHE LIMPIADORA DE FRESAS

La fresa es una planta rastrera, vivaz, que nos aporta unos exquisitos y suculentos frutos. Fácil de cultivar, hasta por principiantes en el campo de la horticultura, se adapta muy bien a todos los climas y es capaz de florecer en diversos terrenos, aunque prefiere tierras sueltas, mullidas e incluso un poco cascajosas. Te animo a que si dispones de un pequeño huerto o terreno pruebes a cultivarla; seguro que será un acierto. Es rica en vitaminas A, B_1, B_2 y C, además de en sodio, hierro, calcio, potasio, fósforo y magnesio.

Para crear tu leche limpiadora, pon en el recipiente de la batidora cuatro fresas maduras y añade un chorrito de leche entera. Tan sencillo como elaborar un estupendo batido de fresas pero en menor cantidad. Procura utilizar la mezcla en el día: esta receta, al no contener ningún tipo de conservante, pierde sus propiedades rápidamente. Puede ser utilizada sobre todo tipo de pieles.

Leche de almendras

Las almendras son un alimento que se consume desde la época medieval. El aceite de almendras es uno de los más antiguos en cosmética, y ha sido utilizado en las recetas cotidianas de muchas bellezas célebres a lo largo de la Historia. Hoy en día sigue siendo un componente principal de numerosos preparados cosméticos comerciales. Si pruebas esta mezcla, estoy segura de que te sumarás a la innumerable lista de adeptas a ella. Se trata de un fluido suave, sedoso y de fácil aplicación.

Muele unas cuantas almendras peladas (para ello puedes utilizar el molinillo de café). Mezcla cuatro cucharaditas de café de almendras molidas y 125 cl de leche entera. Bátelo todo y coloca la mezcla resultante en un recipiente, a ser posible de vidrio. Agita la mezcla con frecuencia, y déjala reposar; pasadas ocho horas ya podrás utilizarla. Guárdala en la nevera, así podrás aplicarla durante aproximadamente los tres días siguientes a su preparación. Es ideal para desmaquillar las pieles secas. También puedes usarla como hidratante corporal después de la ducha o el baño.

Limpiadora de manzana

Se trata de una de las frutas más consumidas en España. Además de ser un rico alimento, la manzana tensa, limpia y refresca la piel.

Esta receta puede aplicarse también como *peeling* friccionando suavemente sobre las zonas del rostro que tengan más acumulación de células muertas. Las diferenciarás por su espesor y falta de suavidad. Para comenzar, licua una manzana, añade a su zumo una cucharada sopera de avena en polvo y remueve. Si te queda demasiado líquida, añade más avena, hasta que tenga una textura ligeramente cremosa.

Limpiadora de lecitina

La lecitina es un producto natural extraído de la soja, que hoy en día, afortunadamente, es utilizada como complemento en la alimentación de muchas personas. Aporta grandes cantidades de fosfolípidos (sustancia que forma parte de las paredes celulares), fósforo y vitaminas A y E, grandes aliadas de la belleza de la piel.

Mezcla en un bol 200 g de aceite de almendras, dos cucharaditas tamaño de café de lecitina de soja y unas quince gotitas de zumo de limón.

Espera a que la lecitina se disuelva y mézclalo todo muy bien. Este preparado puedes envasarlo y guardarlo en el frigorífico. Recuerda que tienes que agitarlo siempre antes de utilizarlo.

Esta leche limpiadora elimina con suavidad restos de maquillaje, secreciones de sebo e impurezas, dejando la piel preparada para recibir posteriores tratamientos.

Leche limpiadora de albaricoque

Pon en un recipiente dos cucharadas soperas de aceite de sésamo, dos cucharadas soperas de manteca, tres gotas de esencia de albaricoque y dos cucharadas soperas de aceite de albaricoque o, en su lugar, el zumo de esta exquisita fruta. Mezcla perfectamente y estará lista para su utilización.

Jabón vegetal de hojas de laurel

Los jabones vegetales se han empleado a lo largo de la Historia con fines estéticos. Concretamente, el jabón de aceite de oliva y hojas de laurel fue inventado por el pueblo mesopotámico. Luego aprovecharon la fórmula los orientales de clase alta, que lo utilizaban para su higiene personal. La receta ha llegado hasta nuestros días y, además, con un poco de suerte, podemos encontrarla comercializada.

Cuece lentamente un litro de aceite de oliva hasta que quede espeso. Dale vueltas constantemente. Después añade, en caliente, el extracto de hojas de laurel, a razón de quince gotas por pastilla de jabón; para decorarlo puedes echar una hoja entera que te parezca bonita. Por último, vierte la mezcla en un molde, que puede ser desde los que se utilizan para hacer galletas o pastas, hasta una jabonera, un envase de yogur u otra cosa que se nos ocurra, eso sí, previamente untado en aceite, como si de un pastel se tratara.

Puede aplicarse en el rostro o en el cuerpo; lo puedes usar tranquilamente aunque tengas una piel muy sensible. Está indicado para pieles con problemas (acné o alergias) y tiene propiedades antisépticas. Otra de las ventajas es que puedes pasar una buena tarde entretenida preparando jabones para toda la familia. Una vez hecho dura durante bastante tiempo.

Jabón de miel

El jabón se utiliza desde principios del cristianismo, aunque hasta el siglo ix no se inició su fabricación industrial, en Marsella. Pero cuidado: el abuso de jabones puede destruir los ácidos naturales de la piel. Para evitarlo, hay que utilizar muy poca cantidad y aclararlo abundantemente, para que no quede ni rastro en la piel.

De entre las innumerables recetas de jabones que han llegado hasta nuestros días, ésta es una de las que más me gusta. Quizá sea porque no contiene sosa cáustica, que es un ingrediente incómodo de usar, pues hay que utilizar siempre guantes y tener un cuidado extremo ante el peligro de que pueda producir quemaduras en la piel, y no hablemos si una ínfima parte llega a alcanzar tus ojos. Considero que la suciedad que hoy en día acumulamos en nuestra piel no es de tal calibre como para necesitar un producto abrasivo para eliminarla. Además, los vapores que emana la sosa cáustica son tóxicos por inhalación.

La miel es destacable por su gran poder bactericida. Potasio, sodio, magnesio, hierro, cobre, fósforo, manganeso, calcio, fructosa, vitaminas B_1, B_2 y C.

Se trata de una sencilla receta, que puedes elaborar para lavarte la cara y como jabón de ducha. Ralla 50 g de jabón, preferiblemente blanco, para evitar así cualquier tipo de colorante artificial. Añade la cantidad mínima necesaria de agua (aproximadamente 10 ml) para derretir el polvo de jabón al baño María. Agrega 10 gotas de aceite de almendras, una cucharada sopera de miel y mézclalo todo. Deja enfriar, y añade cinco gotas de esencia de limón. Vierte el resultado en un molde, previamente untado con cualquier aceite; puede servirte el envase de un yogur, las bandejas de las cajas de galletas, los recipientes de las natillas comerciales, etcétera. Si tienes niños, esto puede convertirse en un juego ideal para una tarde lluviosa, en la que hay que permanecer en casa. Puedes crear diferentes formas utilizando moldes infantiles. De este modo, la higiene se convertirá en algo divertido. Si quieres darle color, recurre a los colorantes alimentarios.

Otra variedad diferente se obtiene al sustituir el aceite de almendras por aceite de coco.

Jabón de hierbas

Para elaborar esta receta necesitas jabón de glicerina en escamas que sea de buena calidad (puedes adquirirlo en cualquier droguería). Ponlo a derretir al baño María. Cuando esté bien calentito, añade veinte gotas de tu fragancia favorita, fresa, rosa, manzana, melocotón, musk..., y vierte la mezcla sobre un molde que previamente habrás impregnado de aceite. (Puedes utilizar cualquier recipiente, el envase de unas natillas, los moldes de hacer galletas, una jabonera con diferentes formas, u otra cosa que se te pueda ocurrir.)

Espera a que se solidifique, ¡y ya tienes tu jabón de olores!

Puedes utilizarlo como juego infantil, con tus pequeños, verás qué contentos se ponen de hacer sus propios jabones; estoy segura de que pasaréis una tarde muy divertida.

Jabón de salvado

Ralla una pastilla de jabón de glicerina, añade una cucharada sopera de escamas de salvado (puedes encontrarlas en cualquier tienda de productos naturales), incorpora una cucharada sopera de agua y ponlo a calentar. Si te apetece, puedes añadir unas gotas del extracto aromaterapéutico más apropiado para tu piel. Ya sabes que las esencias extraídas de las plantas permiten tratar tanto dolencias físicas como psíquicas. Los aceites esenciales son productos extraídos generalmente en alambiques por destilación; por tanto, son totalmente naturales.

Remueve de vez en cuando, y en el momento en que consideres que ya están perfectamente mezclados todos los ingredientes, vierte la mezcla en un molde previamente untado de aceite. Puedes utilizar una bandejita pequeña, un molde de los que utilizan los niños en la playa para hacer figuritas de arena o cualquier otro recipiente que se te ocurra, ¡deja volar tu imaginación!

Jabones decorados

Se trata de una receta que, más que cosmética, es creativa y entretenida. Por ello puedes ponerla en práctica junto a tus hijos, y así pasar una tarde de invierno entretenida, preparando jaboncitos para regalar a los amigos.

Ralla unos cuantos jabones de glicerina, de los que son totalmente transparentes. Añádeles unas cuantas gotas de extracto de vainilla o, si lo prefieres, de otro aroma que sea más de tu agrado. Pon la mezcla a derretir a fuego lento, añadiendo unas gotas de agua. Mientras se deshace, unta de aceite unos moldes, que puede ser un tarro comercial de natillas, una antigua jabonera o un bol de cocina. Vierte dentro de uno de ellos la mezcla conseguida, que no es más que jabón derretido y perfumado. Sumerge totalmente una flor natural seca, de tela, o incluso de plástico, de tal modo que quede envuelta por el jabón. Cuando se enfríe, desenmolda como si de un pastel se tratara, y tendrás un precioso y diferente jabón para colocar en tu cuarto de baño o bien para regalar a los amigos. Otra posibilidad es introducir en la mezcla una concha marina, una rodajita de naranja o limón seco o un muñequito de plástico de los que gustan tanto a tu hijo.

Sales de baño de romero

Un magnífico baño de sales naturales tiene un efecto terapéutico, relajante y embellecedor. Esta sencilla receta te servirá para tener en casa una gran variedad de sales con distintos efectos beneficiosos para la salud y la belleza, tan sólo deberás sustituir el romero por otra planta.

El romero tiene propiedades depuradoras de la piel, además de activar la circulación de la sangre. En la antigua Grecia los estudiantes llevaban ramilletes de romero en la cabeza; más tarde, en el siglo xv, se utilizaba como sustituto del incienso y se incluía en algunas recetas de remedios caseros para tratar ciertas afecciones. El romero es una de las plantas que todo poseedor de un jardín o huerto debería cultivar por su amplia variedad de usos, ya que se aprovecha como condimento en la cocina, como infusión sustituyendo al té, como ingrediente en fórmulas curativas y en cosmética. ¿Quién da más? Su cultivo es sencillísimo y es una planta muy económica.

Para hacer las sales, mezcla 125 g de sal marina gruesa con 25 g de hojas de romero fresco previamente troceado y triturado en un mortero. Envásalo y guárdalo tapado durante algún tiempo, para que las sales se impregnen del aroma y de los principios activos de la planta. Si quieres enriquecer la mezcla puedes añadir veinte gotas de la esencia que tú quieras, que podrás adquirir en cualquier herbolario. Las esencias extraídas de las plantas permiten tratar tanto dolencias físicas como psíquicas. Los aceites esenciales son productos obtenidos por destilación, generalmente en alambiques.

Cabe la posibilidad de cambiar el romero por cualquiera de las plantas que te detallo a continuación, u otras que a ti te apetezcan, dependiendo de los resultados que desees obtener:

- Albahaca: reanima y refresca.
- Anís: es estimulante.

- Benjuí: es relajante.
- Caléndula: tiene efectos fungicidas, y resulta ideal para darte un baño cuando regresas del gimnasio o de la piscina.
- Canela: es antiséptica y algunos le atribuyen efectos afrodisíacos.
- Geranio: refresca y relaja.
- Jazmín: relaja y alivia.
- Rosa: relaja y suaviza.
- Salvia: descongestiona la circulación.

SALES DE BAÑO DE LIMÓN

¿Quién no está dispuesto de vez en cuando a relajarse y a disfrutar de un agradable baño? Prueba la siguiente receta, que además de ser sencilla te resultará económica y práctica.

Ralla la piel de un limón grande y añádele 500 g de sal gorda. Mézclalo todo bien y añade unas gotitas de zumo de limón, muy esparcidas por la superficie de la mezcla. Envásalo, mantenlo bien cerrado durante aproximadamente veinte días y podrás disfrutar de magníficos baños aromaterapéuticos.

4

TÓNICOS Y LOCIONES

¿Sabías que el tónico tiene una importancia especial en tu belleza? Una buena limpieza facial se complementa necesariamente con la aplicación del tónico apropiado a cada tipo de piel, proporcionando una magnífica sensación de frescura y lozanía.

El tónico es un tratamiento adicional con el que se eliminan definitivamente los últimos restos de cualquier suciedad de la piel, además de aportar una agradable sensación de bienestar.

Debe elegirse en función del tipo de piel que se posea. Las pieles secas, por ejemplo, necesitan una loción hidratante, suavizante y vitaminada, que ejerza de activadora a nivel profundo, dejando un cutis fresco, hidratado y, por tanto, cómodo.

Las pieles más sensibles han de recurrir a cosméticos libres de colorantes, conservantes artificiales y perfumes. Se ha de elegir un producto que a la vez descongestione y calme. Los tónicos que contengan la más mínima cantidad de alcohol quedan totalmente prohibidos para ellas. Procura que estén formulados con ingredientes naturales y aceites esenciales con propiedades calmantes: la lavanda, el ylang-ylang o la melisa aportarán a tu piel una agradable sensación de armonía, frescura y bienestar.

Las pieles grasas necesitan un tónico con propiedades astringentes, purificantes y matizantes. No se deben utilizar cosméticos con alcohol, que de entrada pueden dar la sensación de regular las secreciones sebáceas, pero que a la larga actúan como efecto bumerán, provocando un aumento de la seborrea como reacción de autodefensa de la piel.

Para conseguir que los tónicos tengan los efectos deseados, siempre hay que aplicarlos sobre una piel completamente limpia.

La presentación comercial de estos cosméticos es variada. Para mí, la más cómoda es la que viene envasada en aerosol o spray, de esta forma no tienes que impregnar el producto en un algodón, gastas menos cantidad y los principios activos caen directamente sobre el rostro. Si eliges un cosmético para aplicar con algodón, procura dar suaves golpecitos reiteradamente por todo tu rostro y cuello. La suavidad de movimientos es muy importante en cualquier contacto con la piel.

Otro recurso es acudir a las aguas termales. Sus propiedades embellecedoras y terapéuticas se conocen desde la época de los romanos. El agua, al filtrarse por la tierra, va recogiendo una serie de minerales y oligoelementos que la convierten en un tónico de excelente calidad para la piel. Hoy en día se ha creado una gran variedad de productos cosméticos cuyo elemento principal es el agua termal. Puedes encontrarlos fácilmente en perfumerías, farmacias y balnearios. Generalmente, el agua se presenta en un frasco atomizador, que aporta una comodidad extrema a la hora de su aplicación; además, el suave masaje que provocan las miles de finísimas gotitas al caer sobre la piel proporciona una grata sensación de relax y activa la microcirculación sanguínea. Es un producto al que puedes sacarle mucho partido por su diversidad de aplicaciones. Muchas mujeres lo llevan constantemente en su bolso de mano. Descongestiona, tonifica, fija el maquillaje, suaviza el cutis, refresca tras un baño de sol o una depilación, es ideal para utilizarlo como loción después del afeitado y, por si fuera poco, es apto para todo tipo de pieles, incluidas las más sensibles, y se puede utilizar tantas veces al día como tú quieras.

Su aplicación es muy sencilla: rocía tu rostro, cuello y escote, dos o tres nebulizaciones serán suficientes. Tras pasar aproximadamente un minuto, seca el tónico restante con un pañuelo de papel, sin frotar ni arrastrarlo por el rostro, simplemente dando unos suaves toquecitos por toda la cara. De esta forma evitarás que arrastre el agua natural de la piel, por el efecto de evaporación, lo que provocaría deshidratación.

Si tu tónico es de fabricación casera, procura envasarlo en un frasco de los que tienen nebulizador, preferiblemente de vidrio oscuro y que esté perfectamente desinfectado. Antes de rellenarlo, sumérgelo en un recipiente con agua hirviendo para desinfectarlo; ya sabes, a la antigua usanza.

Una vez tonificado, el rostro estará preparado para recibir y absorber cualquier crema de tratamiento que, de esta forma, doblará sus efectos.

Paso a recomendarte unas recetas de tónicos, que puedes elaborar sencillamente en tu casa. El secreto está en probar más de uno, y seleccionar los que mejor respuesta obtengan sobre tu piel.

Agua de rosas

Hay infinidad de fórmulas diferentes para hacer agua de rosas, ya que es uno de los cosméticos más antiguos. Sus pétalos tienen propiedades antiarrugas, astringentes, suavizantes e hidratantes.

Calienta 3/4 de l de agua. Cuando hierva añade 50 g de pétalos de rosa. Acto seguido, retira el recipiente del fuego y déjalo reposar durante tres horas aproximadamente con el cazo tapado. Fíltralo, envásalo y guárdalo en el frigorífico. Si quieres que la fórmula dure en perfectas condiciones durante más tiempo, añádele unas gotas de benjuí.

Si prefieres hacer este preparado a diario, puedes utilizar el sobrante para añadirlo al agua de tu baño; la piel de tu cuerpo te lo agradecerá.

TÓNICO DE MANZANILLA

Los poderes calmantes de la manzanilla se conocen desde tiempos inmemoriales. Suaviza la piel y la desinflama, de ahí que en muchos casos se utilicen compresas de infusión de esta planta para descongestionar y desinflamar los ojos. Como tonificante, es ideal para pieles sensibles y con problemas de reacciones alérgicas, siempre y cuando no se sea alérgico a alguno de sus principios activos. Este tónico dejará en tu piel una agradable sensación de bienestar. Es beneficioso hasta en las pieles más estresadas e irritadas.

Prepara una infusión concentrada, déjala reposar durante diez minutos y cuélala con un filtro de tela. Puedes completar aún más esta fórmula añadiendo unos pétalos de rosa a la infusión. Si lo preparas por la mañana o a la hora del té, te deleitarás saboreando una exquisita infusión.

Envásalo en un recipiente con atomizador, te será mucho más cómodo a la hora de utilizarlo. Además, evitarás el riesgo que para muchas personas con extrema sensibilidad cutánea supone arrastrar reiteradamente un algodón a lo largo de su piel, ya que este simple hecho les produce irritación.

TÓNICO DE MANZANILLA Y VINAGRE

Esta planta es muy utilizada en innumerables recetas cosméticas. Sus propiedades, además, son muy variadas: después de las comidas para ayudar a hacer la digestión, para el reumatismo, es relajante, etcétera.

Prepara una infusión bien cargada de esta hierba, manteniéndola en ebullición durante veinte minutos. Espera a que se enfríe, cuélala y añade dos cucharaditas tamaño de café de vinagre de manzana.

Especialmente indicado para pieles que sufran irritaciones y sensibilidad.

Tónico de manzanilla y menta

Esta planta era ya utilizada por el pueblo egipcio. Se cultiva en varios países europeos por sus propiedades medicinales. Es de fácil cultivo y muy poco exigente, por tanto crece en cualquier jardín o maceta. Florece de mayo a junio, dependiendo de la zona. La manzanilla, como sabes, sirve tanto para uso interno como externo.

Pon 1/4 de l de agua mineral a hervir, añade una cucharada sopera de manzanilla y una de malvavisco. Apaga el fuego y déjalo reposar con el cazo tapado. Espera a que se enfríe. Fíltralo y añade diez gotas de esencia de menta.

Este tónico es muy apropiado para pieles delicadas y sensibles.

Tónico de menta para pieles acneicas

Es una de las plantas medicinales más conocidas y utilizadas a lo largo de la historia del ser humano. Sus excelentes propiedades hacen que se utilice como calmante en pieles irritadas y como antiséptico para pieles acneicas. Además, elimina el exceso de grasa del cuero cabelludo, es muy apropiada para aplicar sobre piernas cansadas, es reafirmante de la piel y refrescante. La menta también tiene poderes desinfectantes, normaliza las secreciones sebáceas y ayuda a cerrar el poro.

Haz una infusión de hojas de menta y utilízala como tónico todas las mañanas, tras desmaquillarte. En tu caso, la mejor forma de aplicación es colocando la infusión en un recipiente con aerosol o spray. Haz continuas nebulizaciones sobre el rostro. En las pieles acneicas es mucho mejor frotar poco la piel.

Si te gusta la jardinería, te será sencillo cultivar esta planta en un tiesto o en cualquier lugar del jardín, de esta forma nunca te faltará en casa.

Tónico de manzana y melón contra la papada

Con los años, la fuerza de la gravedad causa estragos en el óvalo de la cara. Prueba a utilizar asiduamente este preparado, no hace milagros pero sí ayuda a combatir la flacidez cutánea. Licua media manzana y media rodaja de melón. Aplícatelo, déjalo actuar quince minutos, aclara con agua y date un masaje siempre ascendente con tu crema habitual de cuello.

Tónico de caléndula

La caléndula es esa flor de color naranja, similar a la margarita, que tan fácil resulta cultivar en cualquier jardín, huerto, o incluso en un tiesto casero. Es anual y se multiplica por semillas. Es una de esas plantas que todos deberíamos tener cerca de nosotros por su infinidad de posibles aplicaciones. En el siglo xii, se utilizaban sus flores para hacer desinfectantes para las heridas. Sus hojas también se aprovechaban para bajar la fiebre. Tiene efectos beneficiosos tanto para la salud como para la belleza. Se utiliza en infusiones para mejorar los problemas de varices y como tonificante circulatorio, ya que es rica en flavonoides, sustancias que mejoran la circulación. Como cosmético, se emplea para intensificar el color y el brillo de los cabellos pelirrojos. Y se incluye en la fórmula de gran variedad de productos especialmente creados para cuidar las pieles grasas, acneicas y con manchas y sensibilidad extrema. Posee propiedades antisépticas y cicatrizantes, además de ser muy beneficioso para pieles irritadas y sensibles.

Pon en un cazo dos vasos de agua y llévalos a ebullición. Apaga el fuego y añade ocho cucharadas soperas de pétalos de caléndula. Tapa el cazo y déjalo reposar durante seis horas. Fíltralo, envásalo y consérvalo siempre dentro de la nevera.

Aplícalo mediante un pulverizador, mañana y noche, siempre

después de un perfecto desmaquillado. Si lo utilizas impregnándolo en un algodón, eliminarás cualquier resto de leche limpiadora.

TÓNICO DE REMOLACHA

La remolacha contiene sacarosa, fructosa, potasio, vitamina A y vitamina C, y es cada día más utilizada como parte indispensable de una buena ensalada.

Ésta es una mezcla que conviene a las pieles arrugadas y con problemas de envejecimiento prematuro. Simplemente se trata de hacer jugo de remolacha y aplicarlo en pequeñas cantidades por las zonas con arrugas. Procura que las remolachas no sean rojas, para evitar que tu aspecto sea de sioux o apache, aunque ya sabes el viejo refrán castellano: «Ande yo caliente y ríase la gente».

TÓNICO ASTRINGENTE

Pon en un recipiente que posteriormente se pueda tapar los siguientes ingredientes: 100 cc de vinagre de manzana, diez gotas de extracto de menta y otras diez de aceite de sándalo. Añade cinco gotas de salvia. Deja macerar la mezcla durante siete días en un frasco cerrado y en un sitio oscuro. Pasado este tiempo, cuélalo y añade 400 cc de agua mineral. Envásalo y aplícatelo a diario.

TÓNICO DE ROSAS PARA PIELES SECAS

Originaria de Persia, y símbolo de gran belleza entre las flores, la rosa puede cultivarse fácilmente en cualquier jardín e incluso en maceta.

Para llevar a cabo esta sencilla receta, mezcla en un recipiente 95 ml de agua de rosas con 5 ml de glicerina. Agita la mezcla siempre antes de usarla.

Aporta a la piel descanso, sensación de bienestar y frescura.

TÓNICO ASTRINGENTE DE FRAMBUESAS

Pon a macerar, en 1/4 de l de vinagre de manzana, dos tazas de frambuesas, una cucharadita tamaño de café de miel fluida y un puñadito de pétalos de rosa. Déjalo reposar una semana, tras la cual puedes ir utilizando una pequeña cantidad que guardarás en el frigorífico. El resto lo dejarás para que siga macerando, hasta que necesites más.

Sirve para todo tipo de pieles, excepto para las que son extremadamente delicadas. Aporta un favorecedor brillo natural a la piel, proporcionando una sensación de lozanía y juventud.

TÓNICOS DE INFUSIÓN

Una simple infusión, que además te puede servir en muchos casos como té para el desayuno, puede solucionarte la aplicación de un tónico casero.

Se considera infusión al resultado que se obtiene de sumergir cualquier planta en un recipiente con agua hirviendo, dejándola reposar unos diez minutos, con el fin de extraer su esencia. Ha de taparse una vez que se ha retirado del fuego, para que no se evapore y se pierdan las propiedades. Posteriormente hay que colarla, con un colador muy fino o un filtro de tela, para eliminar las plantas y los posibles restos de poso.

Prueba a utilizar para ello algunas de las siguientes plantas:

- Perejil, manzanilla e hinojo como astringentes.
- Romero, ortiga, hojas de zarzamora y diente de león, son ligeramente astringentes.
- Rosa, saúco, azahar, violeta, cáscara de naranja, como refrescantes.
- Centella asiática para mejorar la fluidez sanguínea y restaurar las fibras de colágeno y elastina.
- Cola de caballo y salvia para cerrar los poros.
- Fresa, caléndula, hamamelis, hiedra, hipérico, malva y pepino, para pieles delicadas.
- Ginseng para estimular las funciones celulares.
- Piel de limón, hinojo o menta para pieles grasas.
- Hojas de lechuga como hidratante.

5

¡ÁNDATE CON OJO!

Aunque tus ojos sean grandes y luminosos, pueden parecer la mitad de bonitos de lo que realmente son si las arrugas y las ojeras se apoderan de ellos incluso cambiándoles la expresión.

El contorno de los ojos es la zona más frágil del rostro. Pobre en agua y grasas, se ve mucho más desprotegida cuando los cambios de temperatura ambiental se producen de forma continuada.

Con unos pequeños cuidados diarios conseguirás mantener alejadas esas pequeñas arruguitas que se encargan de delatar nuestra edad.

Las gafas de sol son unas muy buenas aliadas, de las que nunca debes separarte. Utilízalas tanto en invierno como en verano. Póntelas en el momento de salir a la calle: no olvides que el sol directo puede dañar tus ojos, además de obligarte a parpadear más y, como consecuencia, aumentar el riesgo de arrugas a su alrededor.

En los meses de verano, pasamos muchas horas al aire libre. Esto es maravilloso tanto para nuestra salud física como mental; sin embargo, debemos extremar las precauciones y cuidados que nuestros ojos necesitan. La intensa luz solar, el viento, la arena, el cloro de las piscinas y el salitre pueden secar e irritar enormemente los ojos y, además, contribuir a que cuerpos extraños se depositen en ellos. Si esto ocurre, intenta evitar frotarte con las manos, podrías producir graves lesiones. Ten cuidado sobre todo con los niños. Lo más conveniente es lavar abundantemente el ojo con agua, a ser posible mineral, de esta manera lo normal es que el cuerpo extraño salga sin causar daños.

A partir de los veinticinco años, incluso antes si tu piel es extremadamente seca, comienza a utilizar a diario cosméticos especiales para «contorno de ojos», de esta forma prevendrás la aparición de arrugas y de flacidez. Hay un refrán que dice: «Es mejor prevenir que curar»; anímate y comienza ya a cuidarte, quizá luego sea demasiado tarde, demasiado complicado o demasiado costoso.

A la hora de adquirir tu cosmético especial de contorno de ojos ten en cuenta que para conservarlos bonitos no basta con aplicarte la primera que caiga en tus manos. Nada mejor que acudir a un profesional de la estética para que te aconseje el producto idóneo. Generalmente, para las pieles secas se utilizan las cremas, mientras que los geles suelen estar destinados a pieles más grasas. No obstante, esto depende inexorablemente de la propia composición del producto.

Las pieles maduras necesitan fórmulas específicas para ellas. Han de cumplir varias características fundamentales: hidratar para luchar contra la sequedad cutánea; proteger la piel de los agentes externos, fortaleciendo a su vez los sistemas de defensa. La piel madura cada día que pasa es más fina y va perdiendo paulatinamente la capacidad de resistencia ante las agresiones externas; aportar bienestar y suavidad a esta delicada zona, y reactivar el funcionamiento celular para, de esta forma, regenerar los tejidos y evitar la aparición de arrugas y flacidez.

Sea cual sea la textura del cosmético, debes aplicártelo comenzando desde el exterior hacia el ángulo interno mediante suaves y ligeros toquecitos con la yema de los dedos, sin estirar ni desplazar la piel de un lado para otro. Una vez absorbido el producto, aplica encima tu crema de tratamiento rutinaria, siempre dejando una separación adecuada para que no entre crema en los ojos.

No seas «roñica», invierte lo necesario en este tipo de productos, piensa que aunque los envases suelen contener muy poquita porción, la que vas a utilizar en cada aplicación es mínima, dado el pequeño espacio que ocupa la zona. Por tanto, con un botecito tendrás para muchísimo tiempo.

Exige siempre que los productos estén testados oftalmológicamente y que sean hipoalergénicos, de esta manera evitarás posibles reacciones alérgicas oculares. No obstante, procura que no se introduzca nada en los ojos.

Si tu problema es la hinchazón de ojos, el motivo de ello tal vez sea que tienes un sistema circulatorio perezoso, o una probable retención de líquidos en el organismo. Hoy en día existen en el mercado buenos productos que mejoran la microcirculación de la zona, desinfiltrando, calmando y refrescando. Personalmente, soy más partidaria de intentar descubrir el motivo que los provoca e intentar solucionar el tema de raíz.

Una mascarilla especial para el contorno de los ojos, aplicada cada semana, no significa una gran pérdida de tiempo, y las conocidas «patas de gallo» se verán muy disimuladas. Podemos encontrar en el mercado mascarillas o *liftings* con los que, en apenas unos minutos, se logran unos efectos espectaculares. Con un uso continuado, se irán borrando paulatinamente esas huellas que va dejando sobre la piel el paso de los años, ayudándote a realzar todo tu resplandor natural. Hay mascarillas con efecto tensor, antiarrugas, descongestivas, estimulantes de la circulación linfática, antiojeras, etcétera.

Quiero volver a recalcar el tema de la higiene facial. Si retrocedes hasta el capítulo 3, puedes dar un repasito a lo referente a la limpieza de esta zona tan delicada.

Recuerda: utiliza siempre productos específicos para limpiar el contorno de los ojos, ya que éstos tienen un pH similar al de las lágrimas y no irrita.

Si tu cutis, después de largos años sin ocuparte de él, se encuentra en malas condiciones y ahora has decidido poner fin a ese abandono personal, acude a un centro de belleza donde, tras uno o varios tratamientos, pongan tu piel a punto para comenzar en casa los cuidados diarios.

Piensa que es imprescindible la aplicación en esta zona de bronceadores con un alto índice de protección solar cuando te expongas ante los rayos del astro rey. Aparte de evitar molestas quemaduras e irreparables daños en la salud, mantendrás a raya a las tan temidas arrugas.

Si has pasado una noche en vela, trabajando, estudiando o de juerga, te convendrá disimular las fatídicas ojeras. Para ello nada mejor que un estupendo toque de maquillaje. Provéete de un corrector de ojeras procurando que sea un tono más claro que el de tu piel. Aplica una pequeña cantidad de producto y extiéndela con suavidad, hasta que quede totalmente difuminado. Extiende después el maquillaje que utilices habitualmente.

Una buena alimentación es el primer requisito para tener unos ojos bonitos. La ingesta de vitamina A está relacionada con la buena vista y con poseer un brillo centelleante en la mirada. Entre los alimentos que la contienen cabe destacar el aceite de pescado, las zanahorias, las espinacas, los espárragos, los guisantes, la escarola, el albaricoque, la calabaza, el brécol, las judías verdes y el melocotón. Su consumo también beneficia la dentadura, la piel, el cabello y las uñas.

Pon en práctica alguna de las siguientes recetas, para cuidar y mantener joven la piel del contorno de tus ojos.

DESMAQUILLADOR DE OJOS

Ésta es una antigua receta que resulta muy sencilla de elaborar.

Mezcla en un recipiente dos cucharadas de aceite de ricino, y otras dos de aceite de almendras, remuévelo bien y envásalo en un cómodo recipiente. No olvides agitarlo cada vez que lo utilices. Así de fácil y de barato te resultará hacer este desmaquillador.

Procura que no se te introduzca en los ojos, ni éste, ni ningún otro producto por muy antialergénico y específico que sea.

Descongestivo de ojos

El pepino siempre está presente en el mercado y generalmente en la cesta habitual de la compra. Proveniente del sur de Asia, ya era consumido por los romanos y los griegos. Sus utilidades, aparte de culinarias, son variadas, ya que se utiliza como ingrediente en la formulación de muchos cosméticos, leches limpiadoras astringentes, calmantes para después de las exposiciones solares, hidratantes, cremas antimanchas de pigmentación, cremas de manos y un largo etcétera.

Puedes sembrarlos tanto en jardín como en maceta. Se trata de plantas muy productivas sobre todo si están expuestas a pleno sol, con riego abundante y en una tierra fértil.

Algo tan sencillo como cortar en finas lonchas un pepino, que haya estado guardado en un sitio fresco, y ponértelas sobre los párpados, con los ojos cerrados, te los refrescará y descongestionará. Mantenlas durante al menos diez minutos. Sentirás una agradable relajación en la zona.

Infusión antibolsas de los ojos

Prepara una infusión, bien cargada, de pétalos de rosa. Deja el recipiente tapado durante al menos dos horas. Cuélala y aplícatela en compresas sobre ojos y párpados.

Compresas de manzanilla

Haz una infusión cargada de manzanilla, déjala reposar unos doce minutos y guárdala en un sitio fresco. Cuando esté bien fría, empapa unas gasas y, previamente escurridas, colócalas sobre tus párpados con los ojos cerrados. Su poder calmante y descongestivo hará que tus ojos descansen y tus párpados estén más suaves. Puedes repetir la acción cuantas veces quieras.

Otra versión muy utilizada es mojar en agua muy fría un par de bolsitas de manzanilla y colocarlas un ratito sobre los ojos.

Compresas de leche

Si un día amaneces con los ojos hinchados tras una fiesta larga, o una noche corta, prueba el siguiente truco que a muchas mujeres les funciona.

Aplícate compresas de algodón empapadas en leche muy fría. Relájate un ratito con los ojos cerrados y coloca sobre ellos los algodones.

Por probarlo no pierdes nada, ¿verdad?

Emplasto de patata

La patata es uno de los alimentos de origen vegetal más conocidos y consumidos en todo el planeta y es base principal de la alimentación de muchos pueblos a lo largo de la Historia.

Procede de tierras andinas, aunque su cultivo está distribuido por casi todo el orbe. Llegó a España a mitad del siglo xvi, y desde entonces no hemos podido prescindir de ella.

Rica en almidón, hierro, vitaminas B y C y potasio principalmente, también es utilizada con fines cosméticos.

Si tus ojos están hinchados y muestran tu cansancio, una sencilla receta de las abuelas te ayudará a ponerlos en forma rápidamente y así podrás acudir a cualquier cita en perfectas condiciones.

Ten siempre en el frigorífico una patata; lávala y córtala en
finas lonchas; coloca una sobre cada párpado con los ojos bien
cerrados; mantenlas cinco minutos y cambia de rodaja; puedes re-
petirlo cuantas veces quieras. Otra variación de la receta es rallar
la patata y colocarla a modo de emplasto sobre los ojos; personalmente me parece más incómoda, pero para gustos no hay nada
escrito.

PESTAÑAS SEDOSAS

Muchas mujeres a lo largo de la Historia, cada noche, antes de
acostarse, han impregnado sus pestañas con aceite de almendras.
La aplicación te resultará más cómoda si utilizas para ello un bastoncillo de los que habitualmente se usan para limpiarse los oídos.
Ha de aplicarse sobre las pestañas previamente desmaquilladas,
sin restos de máscara conocida habitualmente como rímel. Ten
mucho cuidado de que no se introduzca ni la más mínima porción
de aceite dentro de tus ojos, pues aunque se trata de un producto
totalmente natural, podría producir irritaciones oculares, e incluso a veces posibles alergias.

Tus pestañas quedarán alimentadas, nutridas y brillantes, para
que así puedas abanicar tus ojos con ellas.

6

LABIOS Y BOCA

¿Te has parado a pensar alguna vez en la cantidad de gestos que haces con la boca? Hablar, reír, comer, fumar... besar. Su consecuencia más inmediata es la aparición de estrías verticales perpendiculares a la boca, que destacan enormemente con el uso del maquillaje labial. Como curiosidad te diré que mi tía las llama «código de barras». Éstas se ven agudizadas por el sol, el viento, el aire acondicionado, los ambientes excesivamente secos, el tabaco, el alcohol y la falta de cuidados.

Con el paso del tiempo, también hacen acto de presencia las pequeñas arruguitas que se forman en las comisuras de los labios. Por lo tanto, hay que andar con cuidado y retrasar todo lo posible su aparición.

Llevar constantemente los labios bien hidratados es el único secreto para que sean seductores y estén sanos. Utiliza barras de labios de buena calidad y procura que contengan protección solar.

Por las noches, con los labios perfectamente desmaquillados, aplícate una pomada labial. Si ya eres poseedora de pequeñas arruguitas, no te desanimes, y aplícate un producto especial para el contorno de los labios. Su uso continuado hará que notes una sorprendente mejoría.

Aleja de ti la costumbre de morderte y chuparte los labios. Los pobres apenas tienen glándulas sebáceas, y con tus manías les robas su poca grasa natural. El agua en contacto con el aire reseca

enormemente la piel; por tanto, si tus labios están siempre húme-
dos tendrás siempre los labios secos.

La naturaleza nos ha dotado de unas maravillosas piezas dentales
que no valoramos hasta que las perdemos, y es que los humanos
somos así. Perderlas supone no sólo problemas estéticos. Al no
poder masticar bien, a la larga, se pueden sufrir consecuencias negativas sobre el aparato digestivo, ocasionando con el tiempo una
mala absorción de los alimentos y, por tanto, una nutrición defi-
ciente. Por no mencionar la cuantía económica que supone reponer y reparar piezas dentales: dentaduras postizas, implantes de
titanio, prótesis, puentes y demás avances de última hora.

En cuanto a la higiene bucal, no voy a recomendar nada que
La pérdida de los dientes está ocasionada por la conocida caries y otras enfermedades dentales. La alimentación y la higiene influyen determinantemente en la calidad y cantidad de piezas con
las que podemos llegar hasta una edad avanzada.

En cuanto a la higiene bucal, no voy a recomendar nada que
no esté dicho: una buena higiene dental, con un buen cepillado
después de cada comida, es imprescindible. Debe realizarse en
sentido vertical, es decir, de la encía superior hacia abajo y de la
encía inferior hacia arriba. No te cepilles en sentido horizontal,
puedes dañar las encías y los cuellos dentales. Nunca dejes pasar
más de quince minutos entre el final de la comida y el cepillado.
La utilización de la seda dental es otra de las mejores armas para
evitar la caries, que llega a la dentadura por la acción de un ácido
procedente de las bacterias presentes en la boca. Este ácido des-
compone el esmalte del diente y, si no se pone remedio, alcanza la
pulpa interna de la pieza que, si no actuamos a tiempo, podemos
perder. Por ello, y como de costumbre, la prevención es nuestra
mejor aliada.

En cuanto a la alimentación, masticar verduras y frutas crudas,
especialmente manzana, ayuda a mantener una buena salud dental.

Otras costumbres muy sanas son: evitar el consumo excesivo de azúcares, no tomar alimentos ni bebidas excesivamente fríos o calientes, comer de vez en cuando alimentos duros y no forzar la dentadura partiendo con ella frutos secos.

A continuación te propongo unas recetas caseras que te gustarán.

ANALGÉSICO NATURAL

Aplica sobre la pieza que te duele un algodón impregnado de extracto de menta y clavo a partes iguales. No produce milagros, pero a muchas personas les calma el dolor. También se le conocen buenos efectos calmantes a la aplicación de un ajo machacado sobre la encía.

CACAO LABIAL

Este sencillo cosmético te ayudará a luchar contra los signos visibles de envejecimiento y sequedad labial. Mejorará enormemente la calidad de la piel si te lo aplicas a diario, al tiempo que evita toda sensación de tirantez e incomodidad de esta zona.

Pon al baño María seis cucharadas de postre de manteca de cacao y media cucharada de cera de abeja, a ser posible natural. Funde lentamente y añade una cucharada de postre de aceite de almendras y quince gotas de esencia de fresa u otro aroma que te resulte agradable (vainilla, manzana, coco...). Envásalo antes de que se solidifique.

Este cosmético te durará durante bastante tiempo, pero has de guardarlo en la nevera. ¡Te gustará hacerte tu propio cacao!

Bálsamo labial de miel

Ayudará a eliminar la sequedad de la piel de tus labios, además de protegerlos de los agentes externos (viento, contaminación, sol, etcétera).

Mezcla en un recipiente una cucharadita de miel de buena calidad, preferiblemente fluida, con media cucharada de cera de abeja natural y dos cucharaditas tamaño de café de aceite de almendras. Ponlo al baño María hasta que se derrita y una vez frío ya está ¡listo para usar!

Protector labial de romero

Ideal para labios cortados y deshidratados.

Mezcla dos cucharaditas de miel con cuatro gotas de aceite de romero. Aplícatelo todas las noches antes de acostarte.

Protector labial de coco I

Proveniente de zonas tropicales, esta fruta puede encontrarse con facilidad en nuestro país. Su alto contenido en magnesio la hace muy beneficiosa para la salud y la belleza.

Mezcla a partes iguales cera virgen en escama con aceite de coco. Fúndelo para que se mezcle. Una vez retirado del fuego, puedes añadirle tres o cuatro gotas de esencia de coco para intensificar el aroma.

Protector labial de coco II

Se trata de una variedad de la fórmula anterior. Puedes probar las dos y elegir la que más te guste.

Funde al baño María 50 g de cera virgen y 50 g de aceite de coco. Una vez que estén bien mezclados, retira el recipiente del fuego y añade diez gotas de aceite de almendras. Envásalo y mantenlo guardado en la nevera.

Mascarilla para labios

Cuando tus labios estén resecos prueba a aplicarte la siguiente preparación, preferiblemente tras haber realizado un *peeling* labial. Mezcla una cucharadita de aguacate bien maduro con una de aceite de oliva virgen. Aplícate la crema y déjala actuar durante quince minutos. Luego, ¡compara!

Nunca te maquilles sobre unos labios resecos y llenos de pellejitos, el efecto es horroroso.

Revitalizante labial

Cuando tus labios se encuentren resecos, pelados y ásperos recurre a esta peculiar receta de las abuelas: mezcla en un recipiente al baño María 25 g de cera virgen y 25 g de manteca de cacao, retira del fuego y añade 50 g de aceite de hígado de bacalao. Sigue removiendo y envasa en una cajita de tu agrado.

Si te apetece, añade unas gotitas de tu aceite esencial preferido. A muchas personas no les resulta demasiado agradable el aroma desprendido por el ricino. Podrás utilizarlo a diario, seguro que aliviará enormemente tu problema.

Dentífrico de arcilla

Se trata de un dentífrico casero que fortalece las encías, es antiséptico, limpia profundamente y es antiinflamatorio. Se consiguen excelentes resultados cuando se sufre de gingivitis y de encías sangrantes. Pruébalo, te gustará.

Haz una decocción muy concentrada de tomillo y salvia. Pon en un bol dos cucharadas soperas de arcilla blanca, que podrás encontrar fácilmente en herbolarios. Añade una cucharada sopera de la decocción. Remuévelo hasta que se forme una pasta. Integra seis gotas de menta, seis de salvia y seis de anís. Vuelve a remover, y ya está listo para poder utilizarlo.

Dentífrico de miel

Haz una mezcla con los siguientes ingredientes: una cucharadita de miel fluida, una cucharadita de magnesia, veinticinco gotas de esencia de menta, veinticinco de esencia de anís y otras veinticinco de esencia de romero.

Dentífrico de hinojo

Mezcla dos cucharadas soperas de arcilla blanca con veinticinco gotas de aceite esencial de hinojo. Si queda demasiado espeso, añádele unas gotitas de agua mineral o de infusión de manzanilla.

Dentífrico de cola de caballo

Haz una infusión concentrada de cola de caballo en medio vaso de agua aproximadamente. Mezcla con caolín en polvo, hasta que te quede una pasta espesa. La cola de caballo es un potente limpiador que además protegerá tu boca de bacterias y hongos.

Enjuague herbal

Algo tan sencillo como una infusión muy concentrada de plantas puede darte una perfecta solución a la hora de decantarte por un enjuague bucal.

Prepara una taza de agua hirviendo. Apaga el fuego y añade un sobrecito de salvia y otro de romero. Tápalo y déjalo reposar durante unos minutos. Así de fácil, cómodo y barato resulta este enjuague que, además de refrescar tu boca, activará la circulación sanguínea de tus encías.

ENJUAGUE BUCAL

Pon a macerar en 1/4 de l de ron blanco los siguientes ingredientes: una nuez moscada previamente molida, 15 g de clavo, 15 g de alcaravea y una pizca de canela molida. Espera diez días, fíltralo y utilízalo a diario diluido con agua.

Obviamente, no es aconsejable en menores debido a su alto contenido en alcohol.

ESPINACAS

Algo tan sencillo como masticar espinacas crudas constituye un hábito excelente para mantener en buen estado los dientes y las encías.

REMEDIO CONTRA LA HALITOSIS

Para luchar contra la halitosis e intentar disimularla se aconseja mascar durante un ratito hojas de perejil, hinojo, menta piperita o hierbabuena.

Si te gusta el sabor picantillo, prueba con el jengibre.

7

CUELLO DE CISNE

Muchas mujeres terminan el cuidado de su rostro a la altura de la barbilla; otras acaban la hidratación de su cuerpo al llegar al escote, olvidándose ambas de que al cuello hay que tratarlo con mucho cariño, pues por su mayor tendencia a las arrugas prematuras delata nuestra edad.

El escote constituye una de las zonas más propensas al envejecimiento. Su finísima piel se halla directamente sobre los huesos, sin músculos que ayuden a sostenerla, y apenas grasa. Los constantes regímenes de adelgazamiento son un gran enemigo de esta zona. Al engordar, la piel se estira, se rellena y aparece más tersa. Al adelgazar, se queda sin ese relleno, relajándose y arrugándose.

Una piel joven y en perfecto estado de salud es capaz de producir todos los elementos indispensables para mantener la belleza, hidratación, protección y nutrición que necesita. Y lo hace extrayendo de nuestro organismo las vitaminas y los nutrientes precisos.

Sin embargo, cuando las funciones vitales se van ralentizando, la piel comienza a necesitar una ayuda que provenga del exterior, en este momento es cuando han de llegar «refuerzos», y para ello nada mejor que proveerse de unos buenos cosméticos. Con su uso periódico y continuado revitalizará tu piel, manteniéndola flexible y resplandeciente. Los rayos ultravioleta, el estrés, la contaminación, los desequilibrios hormonales y el paso de los años nos obligan a mantenernos alerta ante posibles signos de deterioro cutáneo.

Estos consejos te ayudarán a prevenir:

El desmaquillado, la tonificación, la hidratación y la nutrición evitarán que tengas que esconder siempre tras bufandas y pañuelos esta parte del cuerpo tan sumamente femenina.

Los problemas principales que sufre esta zona son las arrugas y la pérdida de firmeza, que puede llegar incluso a deformar el rostro, apareciendo un doble mentón provocado por la acumulación de grasa.

Practicar ejercicio periódico hará que los tres músculos que sostienen el cuello mantengan a raya la pérdida de tonicidad y ayudando a combatir el doble mentón.

A partir de los treinta años no has de olvidar aplicar todas las noches una buena crema especial para tu cuello. Indudablemente, la edad varía dependiendo de ciertos factores: tipo de piel, adelgazamientos bruscos, si la persona es fumadora, calidad de vida y de alimentación, etcétera.

Masajea suavemente, realizando siempre movimientos de abajo hacia arriba, con ambas manos alternativamente.

Los movimientos a la hora de aplicar un producto en cualquier zona del rostro han de ser suaves: frotar con energía no conlleva una mejor penetración. Podrías irritar la piel y, con toda seguridad, agravarás la tendencia natural a la caída y falta de tersura que con los años a todos nos llega, ya que al desplazar la piel de un lado para otro se rompen las fibras elásticas de los tejidos que la forman.

Acostúmbrate a dormir con una almohada baja, de esta forma la posición del cuello será más natural y por tanto se plegará menos la piel.

Un ejercicio que te ayudará a retrasar la aparición de la tan antiestética papada consiste en sacar la lengua mucho, tanto como si quisieras tocar la punta de la nariz y la punta de la barbilla alternativamente.

Aquí tienes unas cuantas recetas que poniéndolas en práctica asiduamente te ayudarán a cuidar y mimar tu cuello.

Tónico antiarrugas

Tritura un puñado de hojas de perejil y otro de hojas de romero frescas en un mortero o con una picadora eléctrica. Añade un vaso de leche entera hirviendo. Deja reposar durante dos horas. Cuela la mezcla y envásala en un recipiente de vidrio, a ser posible con nebulizador. Aplícate mañana y noche este cosmético natural, que servirá a tu cuello como un potente antiarrugas.

Mascarilla de almendras

El aceite de almendras dulces ha sido y es utilizado en infinidad de fórmulas de cosméticos empleados para diferentes aplicaciones. Desde una crema corporal, cremas de cuello, de día, de noche, geles de baño, mascarillas faciales y capilares, y un largo etcétera. Su composición, de gran valor nutritivo, puede aplicarse sobre todo tipo de pieles. Aporta elasticidad, ayuda a renovar el manto hidrolipídico y tiene gran poder suavizante e hidratante.

Mezcla en un recipiente, preferiblemente de cristal, los siguientes ingredientes: una cucharada sopera de caolín o arcilla blanca, una cucharada de aceite de almendras y una yema de huevo. Bátelo bien, te facilitará el trabajo una batidora eléctrica.

Esta mascarilla ha de utilizarse en el momento de hacerla. Puedes aplicarla en todo tu rostro y escote. Es ideal para pieles secas. Tus manos también te lo agradecerán, notarás una suavidad y una nutrición extrema, ya que proporciona a la piel un aspecto natural y exalta su luminosidad.

Extiéndela siempre sobre tu rostro perfectamente desmaquillado y limpio. Mantenla puesta durante al menos veinte minutos, tiempo en el que deberás permanecer tumbada o semirrecostada, ya que, al aplicártela en el cuello, si te queda demasiado fluida resbalará por todo el escote. Además, de esta forma disfrutarás de unos minutos de descanso que beneficiarán a tu piel y mejorarán todo tu organismo.

Mascarilla de miel

Todas las cremas que contienen miel entre sus ingredientes son pringosas, por lo que resultan un poco incómodas. Como contrapartida, este rico alimento deja la piel muy suave y aterciopelada. Contiene gran cantidad de vitaminas y minerales revitalizantes, por ello se trata de uno de los cosméticos más antiguos. Esta sencilla mascarilla puedes utilizarla para aplicártela por todo el rostro. Refuerza las defensas naturales de la piel, al mismo tiempo que previene la formación de arrugas. En definitiva: preserva la juventud, tonifica la epidermis y aporta flexibilidad y firmeza.

Mezcla en un bol tres cucharaditas tamaño de café de miel, a ser posible fluida, añade dos cucharaditas de aceite de oliva y dos yemas de huevo. Bátelo bien, y aplícatelo manteniéndolo durante veinticinco minutos en el rostro y el cuello. Retírala con abundante agua y, a continuación, aplícate tu crema habitual de tratamiento.

Mascarilla para cuellos castigados

Consigue un cuello de cisne aplicándote la siguiente fórmula una vez por semana:

Pon en un recipiente una cucharadita de queso fresco, de los que se utilizan habitualmente para untar. Añade un plátano pequeño que esté muy maduro y una cucharadita de aceite de jojoba. Bátelo bien con la batidora eléctrica y repártelo sobre cuello y escote. Déjalo actuar sobre tu piel durante veinte minutos y retira con agua fresca. Acto seguido, tonifica y aplica tu crema de tratamiento.

8

PONTE LA MÁSCARA

Las mascarillas son una cura extra de belleza. ¿Quién no se ha puesto alguna vez uno de estos cosméticos? La mayor parte de las mujeres que se cuidan las utilizan habitualmente. Las mascarillas faciales, indispensables para lucir un cutis perfecto, son un excelente tratamiento de belleza que podemos realizar en nuestra propia casa. Su principal objetivo es contribuir a prolongar y mantener la juventud y el buen estado de la piel. El rostro recupera firmeza, descansa los rasgos y las arrugas se atenúan. ¿Alguien da más?

Las hay de todos los colores, texturas y olores: sedosas, frescas, perfumadas, con aceites esenciales, hidratantes, nutritivas, etcétera. Sea cual sea tu problema (exceso de sequedad, acné, arrugas, manchas de pigmentación, piel hipersensible), siempre encontrarás una mascarilla dispuesta a ayudarte a solucionarlo.

Pueden utilizarse a cualquier edad, tanto por mujeres como por hombres, aplicarse en la parte del cuerpo donde se necesite, sea cual sea el tipo de piel, en todas las estaciones del año y en cualquier momento del día.

La forma de aplicación es muy sencilla. Básicamente, todas se aplican de la misma manera, salvo excepciones que el laboratorio debe indicar en el envase o que explicará detalladamente el profesional que la recomiende.

Aplica el producto sobre la piel con una brochita destinada a este menester o con la mano. Deja reposar durante el tiempo necesario y retira con una esponjita humedecida o con un pañuelo de papel.

Si te animas a mejorar tu piel, sigue estos pequeños consejos:

- Nunca utilices la mascarilla de otra persona: al igual que pasa con los medicamentos, cada dermis tiene unas necesidades diferentes y la que le va bien a tu madre, tía o abuela probablemente no sea la más adecuada para tu tipo de piel. A no ser que las necesidades sean las mismas, cada persona tendrá su propia mascarilla.
- Exfoliar previamente la piel mediante un *peeling* hará que se elimine la barrera de células muertas, que pueden entorpecer la absorción de los principios activos. Puedes adquirir un exfoliante en tu centro de belleza y aplicarlo en tu propio domicilio. Consulta el capítulo 9, donde podrás conocer más sobre los exfoliantes. También encontrarás estupendas recetas caseras.
- A falta de exfoliación, al menos limpia y tonifica tu piel con tus productos habituales antes de aplicarte tu mascarilla.
- Calienta un poco el producto en la palma de la mano, de este modo te será más grato aplicártelo.
- Respeta siempre la zona del orbicular de los ojos, para la cual existen productos específicos.
- El tiempo que debes mantener el cosmético sobre tu piel varía según la mascarilla; también influye el tipo de piel. No olvides preguntarlo al adquirir tu «panacea de belleza».
- Mientras aguardas a que surta efecto, lo mejor es que te acuestes a reposar o bien te des un baño reparador. El estado de relajación del cuerpo hace que los resultados sean mucho mejores. Es muy beneficioso darse un baño mientras se tiene la mascarilla puesta en rostro y cuello. El efecto del calor y del vapor favorece la penetración y, por tanto, intensifica la acción de la mascarilla.

- Nunca gesticules, sonrías, fumes o comas mientras tienes la mascarilla aplicada.
- A la hora de retirarla, existen en el mercado esponjitas específicas para esta operación. Personalmente, prefiero las esponjas de origen natural por su suavidad extrema. Además, sirven para desmaquillarse a diario.
- Una vez retirada, es muy aconsejable vaporizar sobre el rostro un poco de tónico o agua termal.
- No olvides aplicar tu crema de tratamiento en el contorno de los ojos y, si la tienes, tu crema específica para el cuello.

En el momento en que encuentres tu mascarilla ideal te convertirás en adicta a ella. La puedes utilizar antes de una fiesta, para encontrarte más guapa; después de tomar el sol, para restablecer los posibles daños ocasionados; después de haber trasnochado en exceso si notas que tu piel está ajada y mate, para recuperar ese brillo natural..., cualquier momento es bueno para regalarte una buena dosis de belleza.

Enmascárate, ¡cualquier día puede ser carnaval en tu piel!

Las mascarillas caseras son una excelente opción para todas aquellas personas que huyen de los conservantes, colorantes y emulgentes artificiales. Son un poquito más incómodas, por el tiempo que se tarda en prepararlas. Por otro lado, es más difícil acertar, pues somos nosotros mismos los que a fuerza de probar una y otra decidiremos cuál es la más apropiada para nuestro cutis. Sin embargo, muchas personas que conozco han descubierto su mascarilla ideal a base de compuestos caseros y no la abandonan nunca.

Cada persona es única, por tanto, cada piel es diferente. Existen unas reglas básicas para que puedas decidir cuál es la mejor mascarilla para tu tipo de piel y con cuál vas a obtener mejores resultados, pero sólo probando unas y otras conocerás la más indicada para ti.

A continuación, encontrarás una extensa selección de las mejores y más sencillas recetas de mascarilla que puedes crear en tu propia casa.

MASCARILLA DE LEVADURA DE CERVEZA

La levadura de cerveza procede del proceso de elaboración de esta bebida. Es rica en vitaminas B y H, potasio, fósforo y calcio, y es muy recomendable tanto para uso externo como interno. Este producto, que limpia, nutre y normaliza la piel, puedes encontrarlo en cualquier herbolario o tienda de dietética. La levadura es muy apropiada para todas aquellas personas que tengan la piel seca, deshidratada y cansada.

Atenúa las arrugas existentes, aporta luminosidad al rostro y aumenta el índice de hidratación en las capas superiores de la epidermis. También acelera la reparación natural de las células dañadas por las exposiciones solares.

Pon en un recipiente una cucharadita tamaño de café llena de levadura de cerveza en escamas. Añade dos yemas de huevo y dos cucharaditas de miel ligera. Seguidamente, media cucharadita de vinagre de sidra y dos cucharaditas de nata agria.

Bátelo todo, a poder ser con una batidora eléctrica. Si te queda demasiado espesa, puedes añadir un chorrito de leche entera.

Aplícate la mascarilla y déjala sobre tu rostro aproximadamente veinte minutos. Retírala y ponte acto seguido tu crema habitual de tratamiento.

Puedes utilizarla una vez por semana. Verás cómo día tras día tu piel mejora enormemente.

MASCARILLA/*PEELING* DE HUEVO

Pon en el recipiente de la batidora eléctrica un huevo entero y dos cucharadas soperas de almendra molida. Masajea suavemente la piel con el preparado y retira con agua fresquita al cabo de quince minutos de la aplicación.

Mascarilla de plátano

Puedes utilizar un plátano que no te apetezca comer por estar demasiado maduro, pues, para esta mascarilla, cuanto más blandito, mejor. Tritúralo y mézclalo con una cucharadita de postre de aceite de oliva de primera presión en frío y una yema de huevo.

Mantenla sobre la piel durante al menos veinte minutos y después retírala con agua fresquita.

Es ideal para pieles con problemas de envejecimiento prematuro y falta de elasticidad.

Mascarilla romana

Por todos es bien sabido la coquetería que caracterizaba a la mujer de Nerón. Como ya he dicho en el capítulo primero, muchas recetas básicas de cosméticos provienen de la época en la que tuvo lugar la vida de esta emblemática mujer, capaz de cualquier cosa con tal de mantener su belleza. Uno de sus ingredientes favoritos era la leche. Se sabe que incluso tenía su propio rebaño de cabras, cuya leche se destinaba exclusivamente a la elaboración de sus propios cosméticos, entre ellos el afamado baño de leche.

Para realizar esta fórmula has de mezclar tres cucharadas soperas de arcilla, una de miel fluida y dos de leche entera. Remueve bien y aplícate el preparado inmediatamente sobre el rostro perfectamente desmaquillado. Mantenlo al menos un cuarto de hora y retira con agua templada. Acto seguido, tonifica e hidrata tu piel.

Es ideal para aplicarla por todo el cuerpo en épocas en las que la piel esté reseca y castigada; por ejemplo, después de las vacaciones estivales. Para retirarla, nada como un agradable baño, en el cual habrás añadido un chorrito de leche entera.

¡Apúntate por un día a la vida de los romanos! Tu piel quedará nutrida y con brillo. Con su uso continuado, conseguirás disimular las huellas del paso del tiempo.

MASCARILLA DE CLARA DE HUEVO

Ésta es una de las recetas más conocidas y más puesta en práctica por las mujeres españolas. Sus ingredientes están presentes en todas las alacenas culinarias, te dejará una piel preciosa y en perfectas condiciones para presentarte en cualquier fiesta o reunión familiar.

Fácil, sencilla y económica, esta fórmula puede utilizarse sobre una piel seca, ajada, con falta de vitalidad y brillo natural.

Gracias a sus propiedades, contribuye a reafirmar la piel, devolviéndole su elasticidad y tono. También posee una acción preventiva contra el envejecimiento cutáneo y un efecto *lifting* que suaviza las arrugas.

Bate una clara a punto de nieve y, cuando esté lista, añádele una cucharadita de miel, a ser posible de textura fluida. Enriquece la mezcla con veinte gotas de aceite de almendras y revuélvelo muy, muy bien. Aplícatelo en el rostro y cuello durante veinte minutos aproximadamente; si dejas pasar este tiempo y lo mantienes en tu rostro, no será contraproducente, al revés, puede resultar beneficioso. Retírala como todas las mascarillas: agua y más agua hasta que no quede rastro de ella.

Póntela una vez por semana y ¡olvídate de las arrugas!

Mascarilla de arcilla

Por muchos son conocidos los indiscutibles beneficios que la arcilla aporta a la piel. Con efecto revitalizante, tensor de los tejidos, mineralizante, estimulante, desinfectante y suavizante, se sitúa a la cabeza de los componentes de mayor uso en fórmulas cosméticas.

La arcilla puedes adquirirla en herbolarios o tiendas del sector; es un producto muy económico y de fácil conservación.

Para hacer la mascarilla, nada más sencillo que mezclar una o dos cucharaditas de arcilla en polvo con agua templada o, en su lugar, con tu tónico de tratamiento habitual. También puedes añadir a la mezcla unas gotas de un aceite esencial adecuado a tu tipo de piel, de esta forma la enriquecerás enormemente. La mezcla ha de quedar homogénea y con una textura lo bastante espesa como para que se quede pegada a la piel.

Aplícate una capa de aproximadamente 2 mm, ayudándote, si te resulta más cómodo, de un pincel específico para este menester. Espera unos quince minutos y retírala con abundante agua. Si antes observas que la mascarilla ya se ha secado, envuelve tu rostro con una toalla mojada y espera a que pase el tiempo necesario. Posteriormente has de aplicarte tu crema de tratamiento habitual.

Mascarilla de zanahoria

Cuece cuatro zanahorias grandes en un cazo con agua. Cuando estén tiernas presiónalas con un tenedor para hacer un puré; si te resulta más cómodo, puedes hacerlo en la batidora eléctrica. Añade a esto tres cucharaditas de postre de miel fluida. Aplícatelo por todo el rostro y el cuello.

Especialmente indicada para pieles maduras con problemas de envejecimiento cutáneo. Tiene efecto antiarrugas.

Mascarilla de patata

Los habitantes de Sudamérica ya la utilizaban en el siglo xiv. Maravilla de los guisos culinarios, presente en muchos de los platos cotidianos, también hace acto de presencia como componente de algunas recetas de cosmética natural.

Mi tipo de piel, por suerte o por desgracia, es sensible. Paso a darte una receta natural que me ha mejorado mucho el problema o, al menos, me ha ido muy bien. Te animo a que la pruebes y juzgues por ti misma.

Cuece una patata hasta que esté lo suficientemente blanda como para hacer una papilla. Pélala y añade una o dos cucharadas soperas de leche entera. Mezcla los dos ingredientes perfectamente. Espera a que se enfríe y aplícatelo sobre el rostro durante quince minutos. Tu piel alcanzará gran suavidad sin irritarse.

Mascarilla de levadura de cerveza y avena

El grano de la avena es rico en proteínas, potasio, hierro, magnesio, fosfato y sílices. Puedes encontrarlo en tiendas de productos naturales, en grano, copos y harina principalmente.

Como alimento, tiene un montón de posibilidades, consiguiéndose suculentos platos, desde una crema de avena hasta unos pimientos rellenos de la misma, pasando por exquisitos postres. Su uso alimenticio es de gran aporte nutritivo; sin embargo, en nuestro país todavía la dejamos un poco de lado a la hora de incluirla en la dieta cotidiana.

Las propiedades cosméticas que nos aporta la avena son muy apreciadas desde tiempos inmemoriales. Sus principios activos son muy beneficiosos para la higiene de las pieles secas, sensibles e irritadas. Antialérgica y antioxidante, protege la epidermis y mantiene la hidratación. Es vigorizante, favoreciendo la renovación celular. Suaviza la piel y le proporciona tersura. También calma la irritación provocada por agentes externos. Hidrata hasta las pieles más secas, y es antiinflamatoria y cicatrizante. El cabello también se ve mejorado con diferentes fórmulas a base de avena. Actualmente se utiliza mucho en la formulación de cosméticos comerciales, geles, cremas corporales y faciales, mascarillas y champús.

Mezcla en un recipiente una cucharadita de levadura de cerveza, tres cucharaditas de harina de avena, una cucharadita de aceite de almendras y una de aceite de soja. El alto contenido en carotenos del aceite de soja le hace estar presente en infinidad de fórmulas de cosmética solar. Su vitamina E le coloca en primeras posiciones en cuanto a aceites antiarrugas y antienvejecimiento. Bátelo todo muy bien con ayuda de una batidora eléctrica y envásalo en un tarro de cristal.

Si consideras que te ha quedado excesivamente espesa, puedes diluirla añadiendo unas gotas de agua de rosas y batiéndola de nuevo. Tras haberla aplicado, procura mantenerla durante aproximadamente veinticinco minutos. Retírala suavemente con una esponjita natural, comprobarás al instante la suavidad que ha aportado a tu piel. Es una mascarilla muy apta para cuando se tiene la piel en malas condiciones y se necesita una recuperación asombrosa para acudir a cualquier cena o compromiso. Sus resultados son rápidos y sorprendentes.

Podrás guardar la cantidad que no utilices en el frigorífico para próximas aplicaciones, ya que dura bastante tiempo en óptimas condiciones.

MASCARILLA DE PIÑA

Aprovecha para hacerla el día que en tu casa pongas piña natural de postre; resérvate una rodajita, lícuala, y cuélala. Mezcla dos cu-

charadas soperas de harina de soja con una de zumo de piña. Añade tres gotas de aceite de almendras dulces y remueve que te remueve conseguirás una pasta lo suficientemente fluida como para
poder aplicártela sobre el rostro, cuello y escote.

En el caso de que el cosmético te quede muy espeso, añade
unas gotitas más de zumo de piña, hasta que consigas la textura
que más cómoda te resulte a la hora de la aplicación.

Puedes utilizarla, si te apetece, una vez por semana. Deberás
aplicártela siempre en el momento de elaborarla.

Esta mascarilla es válida para todo tipo de pieles.

MASCARILLA DE ARROZ

Oriundo de Oriente, su cultivo y consumo se reparte por gran parte del mundo. Aporta al organismo fósforo y glúcidos; sin embargo, es de los cereales más pobres en cuanto a vitaminas y minerales se refiere.

Licua dos melocotones y mezcla su zumo con harina de arroz,
hasta que te quede una pasta lo suficientemente espesa como para
poder ponerte la mascarilla sin que te chorree. Mantén la mezcla
aplicada durante veinte minutos. Tu piel quedará suave y tersa
como la mismísima piel del melocotón.

MASCARILLA DE MIEL CON LECITINA DE SOJA

La lecitina de soja ayuda considerablemente a prevenir enfermedades del sistema vascular provocadas por acumulación de depó-
sitos grasos, mejora la elasticidad de los vasos sanguíneos, limpia
las arterias, elimina el colesterol y tiene efectos embellecedores en
la piel.

Ésta es una mascarilla muy agradable, que aporta una suavidad y una tersura exquisitas. Gracias a su constante utilización se obtiene una piel elástica y relajada. Antigua receta de juventud que ayuda a corregir y prevenir los signos del paso del tiempo que poco a poco van haciendo acto de presencia.

Pon en un recipiente tres cucharadas de miel fluida, añade una cucharada sopera de lecitina de soja y medio melocotón pelado. Pasa todo esto por la batidora y aplícatelo, manteniéndolo en la cara durante aproximadamente veinticinco minutos. Procura no gesticular y, si tienes posibilidad, recuéstate sobre la cama para poder estar totalmente relajada. Una vez retirada, aplica tu crema de tratamiento habitual.

Mascarilla de naranja

Los ácidos de frutas o hidroxiácidos AHA se conocen y se utilizan con fines cosméticos desde hace tiempo. Recientemente, ha habido una invasión de estos cosméticos en las estanterías de los centros estéticos, perfumerías y droguerías de todo el mundo. Se encuentran de forma natural en frutas como la mandarina, la naranja, el arándano, la manzana, la uva, el limón y la grosella negra, así como en ciertos compuestos lácteos.

Habitualmente es más conocida, con fines cosméticos, la flor de azahar (es decir, la flor del naranjo) que la propia naranja en sí.

El naranjo proviene de la China, y es cultivado en países de clima mediterráneo y subtropical; su fruto, la naranja, contiene vitaminas A, B y C, además de fósforo y otros elementos nutritivos.

Se trata de una mascarilla muy suave, que deja una piel muy jugosa y agradable al tacto. También protege de los radicales libres. Ayuda a eliminar las células muertas que se acumulan creando una barrera que impide la buena oxigenación de la piel, además de obstaculizar la correcta absorción de cualquier tipo de cosmético. Por consiguiente, acelera los intercambios celulares, estimula la respiración y regeneración de la piel estresada y mejora enormemente su apariencia.

Bate un huevo entero y añádele veinticinco gotas de zumo de naranja. Unas quince gotas de lanolina completarán una estupenda mascarilla para pieles secas y con falta de vitalidad. También cierra ligeramente los poros.

MASCARILLA DE HUEVO

Podemos encontrar vitamina B, B_1, B_2, B_6, B_{12} y D, además de ácido pantoténico y hierro.

Esta mezcla es ideal para cuando quieras limpiar los poros de tu piel. También posee efecto desinfectante y astringente, por ello puede ser utilizada por pieles que presenten granitos e impurezas.

Bate una clara de huevo casi a punto de nieve, a la cual habrás añadido unas gotas de zumo de limón. Extiéndela sobre tu cutis y, a los veinte minutos aproximadamente, retírala con agua fresquita. Posteriormente, procede a utilizar tu crema de tratamiento diario.

MASCARILLA DE AVENA

Mezcla dos cucharadas soperas de avena molida con otras dos de infusión de azahar y seis gotas de aceite de germen de trigo. Mantenla puesta sobre tu rostro durante al menos quince minutos. Es apropiada para pieles secas, ásperas y envejecidas.

Mascarilla de aguacate

Las mujeres sudamericanas utilizan el aguacate como crema de día para proteger la piel del sol y del exceso de sequedad.

Muchas de estas recetas se conocen desde hace más de cuatrocientos años, y llegan a nuestros días tras haber pasado una vez tras otra de madres a hijas.

El aguacate contiene activos que contribuyen de forma eficaz a la estimulación de la vida celular, y por tanto a luchar contra las arrugas. El aceite de aguacate es muy rico en aceites grasos insaturados, capaces de aportar a la piel elasticidad y nutrición, además de poseer un destacable efecto antiarrugas. También es muy utilizado en fórmulas para cosméticos solares por su efecto protector ante las radiaciones.

Mezcla un aguacate maduro con una clara de huevo y un chorrito de leche entera. Pásalo por la batidora y aplícatelo en el rostro. Mantenla puesta durante veinte minutos aproximadamente.

Esta mascarilla es aconsejable para todo tipo de pieles, excepto para las grasas y acneicas. Con su uso periódico, el aspecto reseco y el tacto áspero desaparecen. Su textura es suave y ligera; por tanto, resulta muy agradable su aplicación.

Mascarilla de caléndula y aguacate

De la caléndula se conocen sus beneficiosos efectos desde el siglo XVI. Se trata de una planta anual de fácil cultivo que se siembra a través de semillas. Sus flores son de un intenso naranja brillante, y aparecen a finales de primavera. Son como preciosas margaritas de color naranja. Su uso es muy utilizado en cosmética, en infusiones e incluso como alimento, ya que forma parte de varias recetas culinarias vegetarianas. Si te atreves, prueba a comer sus pequeños pétalos en ensalada, están muy sabrosos y además son muy decorativos.

Pon en un recipiente la pulpa de un aguacate maduro o, si no lo tienes, una cucharada sopera de aceite de aguacate. Añade tres cucharadas de nata para cocinar, una cucharada de pétalos de caléndula, que fácilmente podrás cultivar en un tiesto o en tu propio jardín, y una cucharadita tamaño de moka de aceite de almendras dulces. Bátelo bien en la batidora y mantenlo aplicado durante veinte minutos en el rostro, cuello y manos.

Esta mascarilla es muy apropiada para pieles envejecidas, extremadamente secas y con falta de vitalidad. Estira progresivamente las arrugas de expresión y deja una piel radiante.

Mascarilla de col

La col silvestre ya era utilizada en tiempos prehistóricos, pues se trata de una de las plantas de más antiguo cultivo. En la Grecia y la Roma de la Antigüedad eran muy apreciadas las hojas de col como medicina para aliviar diferentes dolencias. Cabe destacar en su contenido la vitamina U, que se encuentra en muy pocos alimentos y que, según el doctor Cheney, posee propiedades beneficiosas para la prevención de úlceras estomacales.

Esta mascarilla es apropiada para pieles con exceso de grasa.

Pon a macerar en un vaso de vinagre de manzana, durante veinticuatro horas, tres hojas frescas de col, que puedes picar finamente con unas tijeras o bien con una picadora eléctrica. Al día siguiente aplícate el resultado en compresas sobre el rostro. Acto seguido, podrás ponerte tu crema de tratamiento.

Mascarilla de zanahoria y huevo

Prepara en un recipiente una mezcla hecha con una yema de huevo, cuatro gotas de aceite de oliva de primera presión en frío y una zanahoria pequeña muy fresca. Pásalo todo por la batidora y estará listo para ser utilizado.

Mantenlo sobre tu rostro y escote durante al menos veinte minutos.

Tu piel quedará suave como la seda. Esta mascarilla es apta para todo tipo de pieles, exceptuando las que tienen problemas de acné.

Contrarresta el envejecimiento biológico, atenuando visiblemente las arrugas con su aplicación continuada.

Mascarilla de jalea real

La jalea real posee múltiples virtudes, entre ellas una potente acción revitalizante, muy recomendada para etapas de aumento de estrés, convalecencias y cansancio tanto físico como psíquico. Entre sus componentes, cabe destacar la presencia de vitaminas B_1, B_2 y B_5, excelentes para la buena salud de la piel. Forma parte de innumerables fórmulas cosméticas de efecto regenerador y antiarrugas.

Se trata de una sustancia que segregan las abejas y sirve de alimento para la abeja reina.

Puedes encontrarla en tiendas especializadas en dietética, y si te es posible adquirirla a un apicultor, mejor que mejor.

Existe en el mercado principalmente pura o liofilizada, en pastillas, ampollas o viales. Para hacer esta mascarilla te recomiendo que la utilices pura.

Se trata de un producto de precio elevado pero, aun así, estoy segura de que te saldrá más económico que si optas por utilizar una mascarilla comercial de alta calidad, que sería el equivalente de esta fórmula casera.

Mezcla en un recipiente una yema de huevo fresco junto con una dosis de, aproximadamente, 1 g de este elixir. Remueve bien y aplícatelo sobre el rostro y el escote, manteniéndolo sobre la piel al menos durante veinte minutos.

Es una de las mascarillas estrella de este libro. Sus resultados son magníficos, puedes aplicarla sobre todo tipo de pieles, incluso en las acneicas, ya que la jalea real mejora este problema.

Mascarilla de miel y limón

Exprime medio limón y mézclalo con una cucharadita de miel fluida. Bátelo bien y aplícatelo sobre rostro y cuello. Deja secar y retira con una esponja natural realizando movimientos suaves y sin desplazar la piel de un lado para otro.

Se trata de una receta más de la infinidad de productos cosméticos en los que entra a formar parte la miel.

Como siempre, son mezclas un poquito engorrosas por el pringue de este alimento. Sin embargo, hay cantidad de personas que pasan por alto este contratiempo debido a la enorme mejoría que consiguen con su aplicación periódica.

Los excelentes resultados están comprobados.

Mascarilla de berenjena

Planta anual originaria de la India, con flores violetas y blancas. De fácil cultivo en zonas donde hace calor, se suele sembrar en febrero o marzo y se recoge en verano.

Con el uso periódico de esta sencilla mascarilla comprobarás que sus beneficios naturales se convierten en indispensables para mantener en perfectas condiciones el equilibrio de tu piel, su vitalidad y su esplendor.

Elige una berenjena muy madura y a ser posible de cultivo biológico. Tritúrala con la batidora y aplica la pasta sobre tu rostro. Mantenla durante al menos veinte minutos.

La berenjena es muy útil en casos de rojeces difusas y cuperosis.

Mascarilla de acelgas

Planta de fácil cultivo por semillas que incluso se adapta a vivir en un tiesto o maceta; además, su vistosidad la hace apta para colocarla en cualquier lugar. Procede de la zona oriental mediterránea y de ciertas regiones de Asia.

Utiliza solamente la parte más verde de las acelgas. Lávalas y machácalas en una picadora. Añade unas gotas de aceite de almendras y aplícatelo en la parte de tu piel que presente rojeces.

Mascarilla de papaya

Muy propia para pieles con problemas de acné. También se utiliza como revitalizante y reafirmante en casos de flacidez. Es ideal para papadas desprendidas.

Procura que el ejemplar de papaya que utilices esté bien madurito. Tritura la pulpa de una pieza de esta fruta tropical y póntela sobre el cutis durante veinticinco minutos. Aprovecha para estar relajada en el sofá, será la única forma de que este cosmético casero se mantenga sobre tu rostro. Los efectos de cualquier mascarilla se ven acrecentados cuando van unidos al relax.

Mascarilla de miel

La miel es un alimento natural de innumerables efectos beneficiosos para el organismo. Se trata también de una de las más antiguas sustancias suavizantes. Siempre ha estado relacionada con la longevidad y la belleza. Está demostrado que sus principios activos naturales resultan muy efectivos como antiarrugas y revitalizantes de la piel.

Tanto para su uso cosmético como alimenticio, lo mejor es adquirir miel sin procesar ni refinar; su precio es un poco más elevado pero la diferencia merece la pena, ya que la calidad es infinitamente superior.

La miel, aplicada sobre la piel, suaviza, sana y alimenta, por ser muy rica en vitaminas y minerales. Hoy en día sigue formando parte principal de muchos cosméticos comerciales.

Prueba esta receta: pon en un bol una clara de huevo y bátela a punto de nieve. Añade una cucharada de postre de aceite de oliva y una cucharadita de miel. Bátelo muy bien, aplícate una capa gruesa y uniforme de mascarilla y déjala reposar sobre tu rostro al menos durante veinte minutos.

Está muy aconsejada para cutis secos y desnutridos. Nunca la utilices sobre pieles grasas o con problemas de acné.

Mascarilla de pepinos

Este vegetal se lleva utilizando con fines cosméticos desde los tiempos de los antiguos griegos y romanos, y se cree que proviene del sur de Asia.

Esta mascarilla puede aplicarse hasta en las pieles más sensibles.

Pasa por la batidora un trozo de pepino previamente pelado. Añádele dos cucharaditas de yogur y dos cucharaditas de arcilla o caolín.

Mantenla puesta durante veinte minutos y retírala con una esponjita de tacto suave.

Esta mezcla es ideal como astringente, cierra los poros considerablemente, tornándose más finos.

También resulta excelente para después de haber tomado el sol.

Una variante de esta mascarilla se obtiene colocando por todo el rostro lonchas finas de pepino fresco: obtendrás un resultado purificante si tu rostro sufre de exceso de grasa. Deberás aplicarte las rodajas de pepino inmediatamente después de haberlas cortado; si dejas pasar tiempo, pierden gran parte de sus propiedades.

Mascarilla de plátano

El banano es una planta perenne que crece en zonas cálidas como Canarias, el Caribe y el sureste de Asia. Personalmente, y barriendo para casa, prefiero el plátano de Canarias, ya que es mucho más sabroso. Los plátanos son ricos en vitamina A y en potasio principalmente.

Tritura un plátano muy maduro y añádele una cucharadita de miel. Si tu piel es excesivamente seca, añade diez gotas de aceite de almendras.

Es apta para todo tipo de pieles, incluso las más sensibles.

Mascarilla de frutas

Con la riqueza de las proteínas y vitaminas vegetales, la piel recobrará su equilibrio, al mismo tiempo se restauran y combaten los efectos de las posibles agresiones externas sufridas responsables del envejecimiento. Mejora la flexibilidad cutánea.

Pon en un recipiente los siguientes elementos: una cucharada sopera de aguacate, dos fresones, un cuarto de tomate previamente pelado, una rodaja de kiwi pelado y medio plátano. Preferiblemente todos los ingredientes han de estar muy maduros. Si tu cutis es muy seco, añade la yema de un huevo y una cucharadita de aceite de germen de trigo.

Pásalo todo bien por la batidora eléctrica, y acto seguido aplícatelo uniformemente por el rostro, el cuello y el escote.

Mascarilla muy apropiada para cutis normales y secos. El tomate es rico en vitaminas A, C, B, PP y K, además de tener fósforo, magnesio, hierro, calcio, cobre, cinc, rivoflavonoides, potasio y sodio. Por otro lado, el kiwi es una de las frutas que nos aportan más nutrientes: su alto contenido en vitamina C supera con mucho al de la naranja, su riqueza en potasio y en magnesio, la vitamina E que contiene y la gran cantidad de fibra que nos aporta lo hacen merecedor de un lugar privilegiado en la lista de la compra. ¡Ah!, y por si fuera poco: casi no tiene calorías.

Mascarilla de aguacate

Para todo tipo de pieles que necesiten relanzar su vitalidad. Proporciona a las arrugas existentes una apariencia menos profunda. Es una mascarilla muy apropiada para después del verano.

Haz una pasta de aguacate, añádele dos cucharaditas de zumo de limón y una de miel que no sea muy espesa. Así de sencillo, ¡lista para utilizar!

Mascarilla de fresas

Las fresas ya figuraban como cosmético en algunos manuscritos ingleses de siglos atrás. Hoy en día se siguen utilizando con este fin.

Esta mascarilla proporciona un alivio inmediato a las rojeces producidas por la exposición solar. Prepara unas compresas con fresas previamente trituradas y aplícalas sobre la zona enrojecida. Vigila las quemaduras: éstas deben ser tratadas.

MASCARILLA DE FRESAS CON NATA

Tritura dos fresas bien maduras, añade una cucharada de nata agria y dos cucharadas de miel fluida. Remueve hasta crear una pasta lo suficientemente espesa como para poder aplicártela. Déjala actuar durante quince minutos sobre tu piel. Retírala con abundante agua fresca.

Esta mascarilla es muy nutritiva y un excelente calmante de la piel.

MASCARILLA DE FRESAS Y GERMEN DE TRIGO

Se trata de una sencilla receta, muy utilizada para mejorar la piel de mujeres que tengan problemas de arrugas y falta de vitalidad y tersura. Puede aplicarse una vez por semana.

Coloca en un bol cuatro o cinco fresas maduras, añade una cucharada sopera de germen de trigo y cuatro o cinco gotas de aceite de oliva. Machácalo todo bien y aplícatelo sobre el rostro, colocando posteriormente una gasita por encima. Pasados veinticinco minutos retira con agua fría y aplica tu crema habitual de tratamiento.

Otra versión de esta receta es sustituir el germen de trigo por aceite de germen de trigo. Es más cómodo a la hora de preparar la mezcla pero, por el contrario, es algo más pringoso por la elevada cantidad de aceite que contiene. Lo mejor: prueba las dos fórmulas y quédate con la que más te guste.

MASCARILLA/*PEELING* DE ALMENDRAS

Tritura en un molinillo de café unos 50 g de almendras naturales. Hierve un vaso de leche entera, a la que añadirás las almendras.

Mantenlo a fuego lento, para que la leche se vaya evaporando poco a poco. Deja enfriar; añade una yema de huevo y diez gotas de aceite de almendras. Agrega a esta mezcla la cantidad suficiente de arcilla blanca para que adquiera una textura lo suficientemente espesa como para que no resbale por la piel. Aplícatela por todo el rostro y el cuello, masajeando ligera y suavemente, para que la almendra molida ejerza su acción exfoliante. Después de un ratito, aplica una segunda capa de mascarilla y déjala actuar sobre el rostro otros quince minutos. Retírala con agua fría y la ayuda de una esponja suave o, en su lugar, una toalla pequeña, a ser posible de algodón, humedecida en agua.

Notarás una suavidad extrema, ya que afina la epidermis favoreciendo la eliminación de células muertas del estrato córneo. Esta mascarilla está indicada para pieles ásperas, secas, con falta de suavidad y brillo natural. Olvídate de ella si tienes algún problema de acné o exceso de grasa cutánea. Te recuerdo que el producto que no utilices puedes aprovecharlo aplicándotelo en las partes de tu cuerpo que necesiten nutrientes. Para retirarlo te será más fácil si te das una estupenda ducha; si perteneces al grupo de las pocas privilegiadas que hoy en día disponen del suficiente tiempo como para pegarte un baño, ¡mejor que mejor! Acude al capítulo 20, donde encontrarás alguna receta de tu agrado para poner en práctica a la hora del baño.

MASCARILLA PURIFICANTE

Se trata de una mascarilla muy efectiva además de resultar muy económica. Es apta para pieles con problemas de grasa, comedones y granitos.

Mezcla dos cucharadas soperas de arcilla blanca con otras dos de infusión concentrada de limón.

Aplícatelo y deja que se seque. Retíralo con agua fresca y,

como siempre tras una mascarilla, ponte tu crema habitual de tratamiento.

MASCARILLA DE MANZANA

Si tu cutis tiene tendencia a padecer de exceso de grasa prueba a aplicarte la siguiente mezcla que te ayudará a regular tu piel: media manzana verde previamente pelada, una o dos fresas bien maduras y una cucharada sopera de yogur natural. Tritúralo todo bien con la batidora y aplícate la mezcla en el rostro manteniéndola durante al menos quince minutos.

MASCARILLA DE ESPINACAS

Las espinacas limpian y contienen vitamina A, la vitamina de la belleza por excelencia.

Esta mascarilla puede parecerte un poquito incómoda, pero con ella se obtienen excelentes resultados. Lava abundantemente unas hojas verdes de espinacas. Ponlas a cocer durante tres minutos en un poco de leche entera. Déjalas enfriar y, cuando estén templadas, estíralas y colócatelas sobre la cara y el cuello.

Relájate y mantén puesta la mascarilla durante veinticinco minutos. Deja que se seque sobre la piel, y aplícate posteriormente la leche con la que has cocido las espinacas. Esta verdura mejora notablemente la piel de personas que sufren de sequedad y falta de suavidad. Ideal para pieles cansadas y maduras. Como acción preventiva contra el envejecimiento cutáneo, aporta unos beneficios completamente naturales, indispensables para mantener el equilibrio de la piel, su vitalidad y su esplendor.

Mascarilla de hinojo

Haz una infusión de hinojo fresco con poca agua y mucho hinojo. Pon en un recipiente una cucharada sopera de esta infusión en frío, añade una cucharada sopera de yogur natural y otra de miel fluida. Espésalo con harina de maíz y aplícate la mezcla sobre el rostro perfectamente limpio. Mantenla durante quince minutos. Pasado este tiempo, debes retirar la mascarilla y continuar con tus hábitos de belleza rutinarios.

Este compuesto puede ser utilizado por todo tipo de pieles, incluso las más sensibles. Con efecto rejuvenecedor y antiarrugas.

Mascarilla de yema de huevo

La yema de huevo fresco, gracias a sus propiedades, se ha utilizado a lo largo de la Historia en infinidad de recetas caseras de belleza tanto para mejorar el aspecto del rostro como el del cabello. Ésta es otra más de las excelentes fórmulas que puedes preparar en tu casa.

Se trata de una mascarilla muy propia para cuando se necesita lucir una piel en perfectas condiciones, antes de una fiesta, una reunión familiar, una boda, un bautizo, una cita importante... Esos cientos de ocasiones que las mujeres siempre tenemos. Pruébala, ¡estoy segura de que te encantará!

No obstante, y aunque se trata de una fórmula de total confianza y muy requeteprobada, te aconsejo que cualquier producto que apliques en tu piel, sea de cosmética natural o comercial, lo pruebes siempre antes de momentos especiales, pues a veces surgen sorpresas inesperadas.

La piel de cada persona es un mundo diferente y, como tal, reacciona de una manera distinta. Recalco que los productos no han de ser precisamente de fabricación casera, las sorpresas llegan cuando uno menos se lo espera, y de cualquier lugar.

Mezcla una yema de huevo con una cucharada sopera de levadura de cerveza y una cucharadita de aceite de germen de trigo (este aceite, de gran valor medicinal y cosmético, de alto contenido en vitamina E y en ácidos grasos insaturados, es imprescindible en nuestra alacena cosmética. Su vitamina A le hace ser un eficaz enemigo de las infecciones de la piel. También contiene vitamina D, vitamina K, E y F, que estimulan el tejido cutáneo y aceleran el proceso de regeneración).

La levadura de cerveza contiene potasio, fósforo y calcio, y vitamina H.

Si quieres enriquecer la fórmula aún más, y soportas la sensación pringosa que da la miel sobre la piel, añade una cucharadita de miel fluida. Aplícatelo sobre el rostro y el cuello perfectamente limpios, y espera a que haga efecto durante veinte minutos. Retírala suavemente con una esponjita natural.

MASCARILLA DE QUESO FRESCO

Esta mascarilla está indicada para pieles con exceso de grasa. Ayuda a limpiar los poros y relaja la piel.

Pon en un recipiente una porción de queso fresco desnatado, el zumo de medio limón, una cucharada sopera de leche desnatada y una cucharadita pequeña de miel. Bate la mezcla con la batidora y aplícate el resultado sobre la piel perfectamente limpia. Deja actuar durante quince minutos y retira con agua fresca.

MASCARILLA DE LEVADURA DE CERVEZA

Si tu piel está seca y castigada, prueba a aplicarte esta fórmula que la beneficiará considerablemente, ya que nutre los tejidos cutáneos.

Mezcla dos cucharadas soperas de agua mineral con una cucharadita de postre de levadura de cerveza en escamas. Remuévelo bien para que la levadura se deshaga. Añade una cucharada sopera de arcilla blanca y mezcla todo perfectamente. Si fuera necesario, añade un poquito más de arcilla, hasta que esté espesita. Aplícatela y deja que se seque sobre el rostro y el cuello. Posteriormente retírala con agua tibia y aplica tu crema habitual de tratamiento.

Mascarilla de aloe vera

Al aloe vera se le conocen muchas aplicaciones cosméticas. Es una planta que hoy en día está muy de moda, pero que se lleva utilizando desde hace infinidad de años. La Historia nos cuenta que ya Alejandro Magno, Marco Polo e incluso los egipcios la utilizaban, prueba de ello es que se han encontrado pinturas de esta planta en paredes de tumbas faraónicas.

La sábila, como también se la denomina, tiene apariencia de cactus, aunque realmente es una liliácea, familia cercana de la cebolla, el ajo y el nabo. Preferentemente crece en los climas tropicales, pero es de fácil cultivo en el hogar si te haces con un ejemplar y lo mantienes en el interior de tu casa durante las épocas invernales.

Diversos nutricionistas han investigado sobre el aloe, y han descubierto que en la pulpa de esta planta se encuentran dieciocho aminoácidos, minerales como calcio, hierro, magnesio, fósforo, silicio, cloro, potasio, vitaminas B y C, principios antibióticos, glucosa, etcétera.

Por tanto, se trata de una panacea para la piel y el organismo: el aloe es capaz de aliviar las quemaduras, ayuda a eliminar las cicatrices, lucha contra el acné y las manchas, las estrías se ven mejoradas, es antiarrugas, ideal para las manos ásperas, mantiene el grado óptimo de hidratación en la piel y, además, sirve como alimento.

Son muchas las personas que la han integrado dentro de su alimentación. Solamente se ingiere la pulpa de la hoja, es decir, la parte carnosa del interior.

Su sabor se asemeja al de las uvas blancas, pero personalmente prefiero un buen racimo. Según afirma el doctor Jeffrey de la Universidad de Puget, Oregon, el aloe vera incrementa la función del sistema inmunológico, ayuda a digerir los alimentos y evita la artritis reumática.

En el mercado se pueden encontrar infinidad de productos cosméticos y de dietética que lo contienen. Si te haces con un ejemplar (su nombre botánico es *Aloe barbadenisis*), puedes aplicarte sus hojas directamente sobre la piel. Esta planta reúne todas sus cualidades a partir de los tres años de vida. Así que si la adquieres pequeña te tocará esperar una temporada hasta que puedas utilizarla.

Corta una hoja fresca y lávala. Pélala, aprovechando la parte gelatinosa del interior, y aplícatela directamente sobre las zonas que pretendes tratar. También puedes usarla como complemento de mascarillas, tónicos y cremas de belleza.

Hay una mascarilla muy fácil de hacer, de la que a continuación te paso la receta: mezcla dos cucharaditas de aloe, una cucharadita de miel fluida y una cucharadita de caolín. Es excelente para pieles con acné, un estupendo antiarrugas, ideal para pieles envejecidas prematuramente y aporta un sinfín de beneficios más.

Prueba a utilizar la gelatina de esta planta combinándola con agua de rosas, obtendrás un completo tónico para pieles secas y ajadas.

Mascarilla de pepino

Ideal para pieles grasas. Mezcla en un recipiente una cucharada de arcilla verde, con aproximadamente una cucharada de zumo de pepino y una cucharadita pequeña de levadura de cerveza en escamas.

Mascarilla de leche

Esta mezcla casera está indicada para pieles que tengan un habitual exceso de grasa y padezcan sensibilidad cutánea. Puede aplicarse dos veces por semana.

Cuece una patata no demasiado grande, déjala enfriar y aplástala con un tenedor. Añade veinte gotas de zumo natural de limón y dos cucharadas soperas de leche desnatada. Aplícatelo por todo el rostro y mantenlo sobre tu piel al menos veinte minutos. Transcurrido este tiempo, retíralo con agua fresca y aplica tu crema de tratamiento diario.

Mascarilla de plátano y aguacate

El plátano es rico en vitamina A y en potasio, por ello es un ingrediente habitual en la elaboración de recetas caseras de leches limpiadoras, cremas y mascarillas.

El aguacate es aprovechado por el hombre desde hace más de cuatrocientos años. Procede de Sudamérica, y las féminas mexicanas lo utilizan para el cuidado de su belleza a través de recetas que pasan de madres a hijas generación tras generación. Hoy en día, afortunadamente, podemos comprar aguacates durante todo el año en fruterías y tiendas de alimentación. También se comercializa el aceite de aguacate, pero por desgracia no es tan fácil de encontrar, salvo en algunos herbolarios y centros especializados.

El aguacate es un aceite vegetal rico en vitaminas A y B. También forma parte de muchas recetas caseras para mejorar el estado de cabellos ásperos y deteriorados.

La unión del plátano y del aguacate hace de esta mascarilla una cura nutritiva ideal para pieles normales y secas, incluso las más sensibles. La combinación de vitaminas A, B, C y E hará que tu piel quede suave como la seda y enormemente vitalizada. Con efectos elastizantes.

Coloca en un recipiente medio plátano y medio aguacate, a ser posible que estén bien maduros, tritúralos y aplícate el resultado inmediatamente. Si la mezcla te ha quedado excesivamente espesa prueba a añadirle unas gotas de leche entera. Mantenla sobre tu rostro al menos veinte minutos. Tras retirarla con agua fresquita, notarás cómo tu piel ha tomado un aspecto más suave, firme y elástico; en definitiva: parece más joven. Su uso periódico y continuado mantiene la piel durante mucho más tiempo vital y juvenil.

MASCARILLA DE LIMÓN Y CACAHUETES

Mezcla los siguientes ingredientes hasta conseguir una crema lo suficientemente espesa como para que no resbale de tu piel al aplicarla.

Para comenzar, has de moler en un molinillo cuatro cucharadas soperas de cacahuetes naturales, es decir, sin tostar y sin salar. A esto le añades una cucharadita de miel fluida, una cucharadita de aceite de soja y el zumo de medio limón.

Esta mascarilla es muy revitalizante y nutritiva, ideal para pieles secas. Aplícatela y mantenla sobre el rostro durante veinte minutos, tras los cuales debes retirarla de tu rostro, cuello y escote con agua templada.

Puedes sustituir los cacahuetes molidos por veinte gotas de

aceite de cacahuete. El de mayor calidad es el obtenido de la primera presión en frío. Contiene grandes cantidades de vitamina E, motivo por el cual es tan utilizado en cosmética. Su uso beneficia enormemente a la piel, sobre todo la seca y con síntomas de envejecimiento.

MASCARILLA DE TOMATE Y YOGUR

El tomate procede de América y llegó a Europa en el siglo XVI, para convertirse en algo tan común en nuestra alimentación como lo es hoy en día. Resulta un poco pringoso y pegajoso a la hora de su aplicación, pero realmente merece la pena.

El yogur, alimento por excelencia en nuestra sociedad, resulta ser un potente protector contra los elementos patógenos, que son atacados por un ácido que contiene. Favorece una acción antibacteriana, desinfectante y regeneradora.

La unión de estos dos alimentos convierte esta mascarilla en una de las reinas de la cosmética casera. Especialmente indicada para pieles con puntos negros e impurezas, normaliza el pH y protege contra las bacterias, por lo que es muy recomendable para personas que tengan problemas de granos y espinillas.

Pela un tomate, procurando que no esté verde, sino más bien rojo y blandito, que aportará vitaminas A y C. Ponlo en la trituradora y añádele dos cucharadas de yogur natural. Aplícate la mezcla y mantenla sobre tu rostro durante veinticinco minutos.

MASCARILLA DE AGUACATE Y LIMÓN

Pon en un recipiente medio aguacate pelado a poder ser maduro, una clara de huevo y una cucharadita de tamaño de café de zumo de limón natural. Mézclalo todo bien con ayuda de una batidora y estará listo para utilizar. Mantenla puesta durante aproximadamente quince minutos.

Puedes usarla para restablecer y equilibrar el pH de la piel; refresca, nutre y cierra los poros.

Mascarilla de aloe vera y levadura de cerveza

La levadura de cerveza era utilizada en la Antigüedad por los griegos y los romanos, sin embargo hoy en día mucha gente la considera algo totalmente novedoso y de moda. Es rica en minerales, vitaminas y proteínas, muy empleada como enriquecedora de dietas. Además de los efectos beneficiosos que ocasiona su ingesta para el organismo, también mejora el estado de la piel, el cabello, las uñas y los dientes. Se comercializa en escamas, cápsulas y pastillas; es fácil encontrarla en herbolarios y tiendas de dietética, aunque ya empieza a verse habitualmente en supermercados y grandes superficies.

Hazte con una planta de aloe vera (también conocida como sábila), podrás cultivarla incluso en el alféizar de cualquier ventana si es que no dispones de un jardín o huerto. Su cultivo es muy sencillo, apenas necesita cuidados y hasta el peor jardinero es capaz de mantenerla durante mucho tiempo. Sus beneficios son innumerables, echa un vistazo a las páginas 86 y 87, donde hablo más detalladamente sobre este fantástico regalo de la naturaleza.

Para hacer la mascarilla, pon en un recipiente especial para batidora los siguientes ingredientes: dos cucharadas soperas de levadura de cerveza, media hoja grande de aloe vera o, en su lugar, dos cucharadas soperas de su jugo y una clara de huevo. Mézclalo bien y aplícatelo inmediatamente. Relájate y retírala a los treinta y cinco minutos.

Muy apropiada para cutis secos y como revitalizante cuando debas tener buena cara después de un día muy cansado.

MASCARILLA DE ALGAS NORI

Las verduras del mar han sido empleadas tradicionalmente a lo largo de la Historia por diversas sociedades de todo el mundo, especialmente en los países asiáticos. Actualmente en nuestro país empezamos a conocer poco a poco sus grandes virtudes, aunque en muchos casos las consumimos sin ser conscientes de ello, ya que forman parte de numerosos alimentos en los que se utilizan como espesantes. También en el mundo de la cosmética tienen su espacio, y cada vez se ponen más de actualidad: emplastes, cataplasmas, tratamientos de algoterapia en balnearios y en centros de estética, concentrados mineralizantes, cremas u otros productos de tratamiento complementario para realizar en casa están enriquecidos con algas.

Algunos estudios demuestran que el consumo de algas beneficia la salud, hasta el punto de que la gente que las consume vive más años y permanece saludable durante mayor tiempo. Contienen grandes cantidades de minerales, entre ellos, y dependiendo de la variedad, podemos encontrar yodo, calcio, hierro, potasio y magnesio, además de oligoelementos. También son fuente de vitaminas A, B, C, D, E y K. Hoy en día forman parte fundamental en la cocina vegetariana, siendo las más comunes y conocidas la nori, wakame y agar-agar. Puedes encontrarlas fácilmente en herbolarios o tiendas de alimentación natural, aunque también comienzan a verse en las grandes superficies.

Provéete de una bolsita de algas nori deshidratadas. Se comercializa en paquetes de finas laminas, de aspecto frágil, brillante y quebradizo.

Sumerge una hojita de nori en medio vasito de agua de rosas, revuelve hasta que quede totalmente deshecha y añade caolín blanco batiendo la mezcla hasta conseguir una pasta homogénea. Aplícatela sobre el rostro, en capa gruesa. Espera quince minutos antes de retirarla con una esponjita muy suave.

Esta mascarilla está indicada para pieles deshidratadas, envejecidas y desnutridas. En pieles sensibles puede resultar muy fuerte, y en algunos casos provocar irritación. Prueba cambiando el agua de rosas por una infusión concentrada de manzanilla.

MASCARILLA DE COLA DE CABALLO

La cola de caballo es una planta carente de flores que se halla presente en casi toda Europa. De fácil cultivo, puede encontrarse fácilmente en cunetas y tierras sin labrar de suelo no gredoso.

Pon en un recipiente dos cucharadas soperas de harina de avena. Añade medio vaso de infusión concentrada de cola de caballo, que al igual que la avena podrás adquirir en herbolarios y tiendas del sector. Remueve bien hasta conseguir una textura lo suficientemente densa como para que al aplicarte la mezcla no resbale por tu cara.

Con su uso continuado conseguirás restablecer el manto ácido de la piel, tonificar y aportar turgencia al óvalo del rostro.

9

CAMBIA DE PIEL

La capa inferior de la piel produce continuamente células nuevas, que tardan de tres a cinco semanas en llegar hasta la capa superior. Éstas reemplazan a las antiguas células superficiales que ya han muerto. Las escamas de piel muerta van desprendiéndose poco a poco, permitiendo la regeneración y dejando paso a una capa de piel idéntica a la que había anteriormente. Para evitar la acumulación de estas escamas de piel muerta debe procederse periódicamente a una exfoliación.

Este proceso regenerativo se ralentiza con el paso de los años, debido también al estrés, la mala alimentación o la falta de cuidados oportunos, acumulándose las células muertas y creando una capa detrás de la que se esconde la suavidad de nuestra piel.

Las personas con tendencia a tener la piel grasa sufrirán la proliferación de granitos, pues la acumulación de células muertas impide la salida de sebo por los poros, pudiendo crear infecciones.

Si a tu piel le falta suavidad, transparencia y frescura, sin duda necesita una buena exfoliación.

Pero ¿qué es esto de lo que tanto se habla y que muchas mujeres dicen hacerse periódicamente? Pues bien, se trata de un sencillo tratamiento que puedes realizar en tu centro habitual de belleza, o bien en tu propio domicilio si sigues unas pequeñas pautas.

La exfoliación te libera en pocos minutos de las células muertas y de la suciedad acumulada. De esta manera devolverás a tu piel la transparencia de la lozanía. También tiene un efecto antienvejecimiento, ya que al retirar las células muertas se estimula que la capa basal produzca más células jóvenes a un ritmo más rápido.

Con una piel exfoliada, las cremas y productos de tratamiento que te aplicas habitualmente surtirán un mayor efecto, ya que a partir de ese momento penetrarán más fácilmente, más rápidamente y en mayor cantidad.

Por otro lado, las manchas no muy profundas van desapareciendo poco a poco.

Para decirlo de una forma sencilla, el *peeling*, o exfoliación, aumenta el proceso de descamación celular natural.

Hay un tipo de *peeling* para cada piel, al igual que cada persona necesita un plazo diferente entre aplicaciones. Si tu piel es más bien seca, será suficiente con realizar este tratamiento una vez por semana. Si es grasa, generalmente se aconseja dos veces por semana, y si es sensible, una vez al mes.

Pero en algunos casos la exfoliación esta contraindicada: concretamente en pieles con problemas de acné infectado, pieles con quemaduras (aunque sean solares y de poca relevancia), o si estás utilizando cremas que ya lleven incorporados ácidos frutales entre sus componentes.

Y hablando de sol, el bronceado se fija mucho mejor sobre una piel perfectamente limpia. Por ello, una exfoliación de la cabeza a los pies antes de comenzar a tostarse es de lo más recomendable y beneficioso.

La forma de aplicación deberá indicártela la persona especializada que te proporcione el producto. Básicamente, hay dos tipos de *peeling* en el mercado. Uno se presenta en crema, se aplica y se deja secar sobre el rostro, para luego eliminarlo frotando suavemente la piel, como si de una goma de borrar se tratara. El único secreto para conseguir excelentes resultados es no desplazar agresivamente la piel de un lado para otro; haz siempre movimientos suaves y regulares. Posteriormente lávate la cara con agua fresquita y aplícate tu mascarilla de tratamiento habitual. Otro de los *peelings* más utilizados lleva incorporada una especie de arenilla. Normalmente son compuestos naturales o pepitas de melocotón trituradas que ejercen una labor de arrastre. Después de la aplicación, se deja actuar el producto durante un par de minutos y se elimina realizando movimientos circulares con las puntas de los dedos, suavemente, para no irritar la piel.

El momento ideal para hacerse una exfoliación corporal es antes de darse un baño o una placentera ducha. Recuerda frotar cuidadosamente las zonas eternamente olvidadas y, por tanto, más ásperas, seguro que codos, rodillas y talones te lo agradecerán, recobrando una suavidad muy apetecible. A continuación, la buena dosis de hidratación que te proporcionará una crema corporal hará que te sientas como una auténtica reina.

Recuerda: con independencia de que seas hombre o mujer, joven o maduro, el *peeling* es un tratamiento de belleza con el que tu piel mejorará de manera considerable.

Los ácidos de frutas, llamados familiarmente AHA o alfahidroxiácidos, se utilizan desde hace tiempo en cosmética como ingredientes de los *peelings* comerciales, pues diversos estudios han demostrado sus propiedades exfoliantes e hidratantes.

Frutas como la manzana, la uva, el limón, la naranja, la caña de azúcar, los arándanos, los melocotones y los albaricoques han provocado la revolución cosmética del siglo XXI. Han demostrado que son capaces de actuar en sinergia con el proceso de renovación celular natural. Actúan principalmente sobre la queratinización, eliminando las capas de células muertas y ayudando a recuperar la suavidad y la lozanía de la piel, a la vez que aceleran el proceso de renovación celular. La piel mejor oxigenada está más receptiva a acoger los posteriores productos hidratantes y nutritivos.

A continuación te ofrezco diferentes recetas caseras de exfoliantes que en cualquier momento puedes poner en práctica. Te gustarán.

PEELING/MASCARILLA CON AVENA

El grano de la avena es rico en proteínas, potasio, hierro, magnesio, fosfatos y sílice. Puedes encontrarlo en tiendas de productos naturales, en grano, copos y harina principalmente. Como alimento tiene un montón de posibilidades y se consiguen suculentos platos.

Las propiedades cosméticas que nos aporta la avena son muy apreciadas desde tiempos inmemoriales. Sus principios activos son beneficiosos para la higiene de las pieles secas, sensibles e irritadas. Es antialérgica y antioxidante, protege la epidermis y consigue que no se evapore el agua de la piel. Es vigorizante, favorece la renovación celular, suaviza la piel y le proporciona tersura. También calma la irritación provocada por agentes externos, hidrata hasta las pieles más secas y es antiinflamatoria y cicatrizante. El cabello también se ve mejorado con muchas fórmulas a base de avena. Actualmente, se utiliza mucho en la formulación de cosméticos comerciales, geles, cremas corporales y faciales, mascarillas, champús y lociones.

Mezcla la pulpa de un aguacate bien maduro con dos cucharadas soperas de harina de avena integral. Aplícalo por todo tu rostro y fricciona suavemente mediante movimientos rotatorios y sin desplazar bruscamente la piel de un lado para otro. Insiste en las zonas más conflictivas, como son las aletas de la nariz, la frente y la barbilla. En las zonas más delicadas, por ejemplo, en los pómulos, procura que tus movimientos sean aún más suaves. Elimina los restos con agua fresquita.

PEELING DE AVENA

Durante muchos años la avena ha sido cultivada para uso exclusivo del ganado. Hoy en día es muy consumida como cereal de desayuno, y forma parte de muchas de las papillas infantiles comerciales. Aporta vitamina B, calcio, magnesio, hierro y cinc.

Mezcla a partes iguales los siguientes ingredientes: una cucharada sopera de avena en escamas, una de almendras molidas y una de salvado. Añade diez gotas de zumo de limón si tu piel es grasa, o seis gotas de aceite de germen de trigo si se trata de una piel seca. Ve aplicando la mezcla por partes sobre tu rostro, cuello y escote, realizando suaves movimientos rotatorios con el fin de eliminar las células muertas que se hayan acumulado sobre tu piel.

PEELING DE CÁSCARA DE LIMÓN

Una cucharada sopera de harina de avena, la ralladura de un limón y una cucharada sopera de almendras molidas será suficiente para hacer un *peeling* que dejará tu piel como nueva.

EXFOLIANTE DE PATATA

La patata es utilizada con múltiples fines cosméticos.

Pon a cocer una patata; cuando ya esté casi cocida, retira parte del agua y añade un tomate previamente pelado. Tritúralo con la batidora y deja enfriar la mezcla. Piensa que ha de quedarte una crema muy espesa. Aplícate poco a poco la pasta sobre la cara, el cuello y el escote, friccionando con suaves movimientos rotatorios. Para terminar debes aclarar con agua abundante.

Este exfoliante es muy apropiado para pieles grasas.

Exfoliante de sal

Aplica sobre tu rostro una mezcla de sal marina con aceite de oliva de primera presión en frío. Masajea suavemente con movimientos rotatorios, sin desplazar apenas la piel de un lado para otro.

Peeling de almendras

El aceite de almendras, uno de los cosméticos más antiguos que se conocen, ha sido utilizado a lo largo de la Historia por célebres bellezas, y resulta tan eficaz que hoy en día sigue formando parte de muchos productos cosméticos.

En la antigua Grecia ya se usaban las siguientes fórmulas para la cara y las manos; tienen un efecto curativo, suavizante y nutritivo. Para realizarlas existen dos opciones: utilizar salvado de almendras, que no es otra cosa que el sobrante de elaborar aceite de almendras, o bien moler almendras y utilizarlas directamente.

La primera opción está más indicada para aquellas pieles excesivamente ásperas a consecuencia de portar una cantidad excesiva de células muertas. El inconveniente es que a veces no es fácil encontrar salvado de almendras.

La segunda opción es perfecta para pieles secas y castigadas, ya que las almendras molidas conservan todo su aceite. Utiliza siempre las almendras recién trituradas, para ello puedes emplear el molinillo de café.

Las dos fórmulas se aplican de la misma manera: reparte la mezcla por la zona que quieres tratar y masajea suavemente con movimientos circulares. Aclara y aplica tu crema habitual de tratamiento.

Estos cosméticos se utilizan tanto en el rostro como en el cuerpo. En las zonas más conflictivas, como suelen ser codos, rodillas, tobillos y talones, hay que insistir más con los masajes de exfoliación.

EXFOLIANTE DE ALMENDRAS

Pon en el molinillo de café seis almendras sin cáscara, muélelas bien, hasta que te quede casi una pasta. Si tu piel es seca, añade media cucharadita tamaño de café de aceite de almendras o de tu crema hidratante para que la mezcla, al masajear, se deslice bien por todo el rostro.

EXFOLIANTE DE SALVADO

Mezcla en un recipiente, preferiblemente de vidrio, una yema de huevo, una cucharada pequeña de miel fluida y una cucharada sopera de salvado integral. Revuélvelo bien y aplícatelo por cara, cuello y escote masajeando suavemente. Se trata de hacer lentos movimientos giratorios, sin apenas desplazar la piel de su sitio. Así durante un ratito. Después lávate la cara con agua fresca y aplícate tu crema habitual de tratamiento.

Esta mascarilla *peeling* está indicada para pieles ásperas, mates, con falta de vitalidad, desnutridas y para las que presentan los primeros signos de cansancio.

CREMA EXFOLIANTE

Pela media papaya que esté bien madura, pásala por la batidora y añade dos cucharadas soperas de yogur natural. Aplícatelo y mantenlo sobre tu piel al menos durante diez minutos. Retira con abundante agua fresca. La papaya se encargará de desprender las células muertas.

Puedes realizar el tratamiento una vez por semana.

BROSING DE AVENA

El grano de la avena es rico en proteínas, hierro, magnesio, sílice y fosfatos.

Muele avena integral en el molinillo de café. Ponla en un recipiente, añade la misma cantidad de leche entera y remueve hasta conseguir una pasta. Aplícatela y, con un cepillito suave de los que se utilizan para la limpieza del rostro, ve frotando sobre toda la cara, insistiendo en las zonas donde más se acumula la suciedad.

Con esta técnica, los poros quedan libres de suciedad y de células muertas.

Se aconseja en todo tipo de piel, exceptuando los casos de acné o infecciones.

10

HIDRATACIÓN

Nuestra forma de vida, la contaminación medioambiental, la falta de sueño y de descanso, el estrés, los cambios bruscos de temperatura, el consumo de tabaco y alcohol y el abuso de exposiciones solares nos empujan hacia una falta de oxigenación y hacia una alteración del equilibrio metabólico que, como consecuencia, conlleva a que el envejecimiento prematuro de la piel se acelere y a que, paulatinamente, la piel se vaya volviendo más apagada, frágil, arrugada y con falta de luminosidad y tonicidad.

Por otro lado, la producción de colágeno y elastina natural se va ralentizando con el paso del tiempo, y los nefastos efectos aparecen en nuestra vida: ¡las temidas arrugas!

La pérdida del equilibrio en el grado de humedad da un aspecto seco, áspero y poco saludable a nuestra piel. Utilizar una buena crema hidratante, con la capacidad necesaria para retener las moléculas de agua y además formar una película protectora invisible capaz de evitar la evaporación de ésta con el contacto del aire, proporciona una mejora inmediata del estado de la piel.

La capa córnea, con el paso del tiempo, se espesa por la constante acumulación de células muertas en la superficie. Hecho que dificulta una correcta oxigenación, que repercute negativamente en el grado de hidratación de la piel. Una exfoliación periódica evitará esta acumulación de células muertas. Echa un pequeño vistazo al capítulo 9, donde encontrarás más información y unas extraordinarias recetas caseras.

Las cremas deben cambiarse cada cierto tiempo. Ponte en el lugar de tu piel: ¿te imaginas comer todos los días el mejor manjar del mundo? Supongo que terminarías por aborrecerlo. Pues esto mismo le pasa a nuestra piel. A fuerza de aportarle siempre un mismo producto, éste pierde efectividad y no sirve para nada. Con la variedad de productos cosméticos que nos ofrece el mercado o que podemos elaborar en nuestra propia casa y de manera sencilla, ¿por qué vamos a estar toda la vida utilizando lo mismo? Si lo piensas, te darás cuenta de que es ilógico. Poniéndote en manos de un profesional, no te resultará nada complicado poder cambiar de cremas periódicamente.

Con el paso del tiempo, las diferentes estaciones climatológicas, los cambios hormonales y un largo etcétera, la piel experimenta cambios que provocan nuevas necesidades que no tenía anteriormente.

A pesar de utilizar una buena crema hidratante todos los días, algunas pieles siguen teniendo esa desagradable sensación de tirantez, que no es más que un aviso de que necesitan más agua. Este grado más avanzado de deshidratación se puede dar tanto en pieles secas como en grasas.

Para intentar solucionarlo es conveniente acudir a los llamados sueros o *serums*. Te ayudarán a reconstruir el equilibrio hídrico de la piel, además de procurarte una excepcional sensación de bienestar. Utiliza productos que sean capaces de que el agua se mantenga en el interior y se fije, evitando que se pierda por evaporación. Puedes encontrarlos con efectos combinados, de tal manera que, además de hidratar, completen tus necesidades combatiendo las carencias cutáneas y beneficiando las demás funciones vitales de la piel: nutrición, regeneración celular, oxigenación, reparación, revitalización, efectos antiestrés, etcétera.

El suero nunca debe sustituir a una crema. Suele ser más o menos líquido, pero nunca llega a ser untuoso. Ha de aplicarse antes de utilizar la crema de día o de noche, según corresponda, y siempre sobre una piel en perfectas condiciones de higiene.

Por la mañana, debemos aportar a la piel, bien limpia y tonificada, una buena dosis de cariño. En primer lugar, recuerda que, sea cual sea tu edad, e independientemente de la estación del año, nunca has de salir a la calle sin una protección. Los rayos ultravioleta, la cada día mayor polución medioambiental, los aires acondicionados y calefacciones y las condiciones climáticas son factores que influyen negativamente en el estado de tu piel.

Además de proteger, la crema debe paliar las necesidades y carencias vitamínicas o hídricas de la piel, equilibrar su funcionamiento y aumentar las defensas naturales, aparte de aportar luminosidad al rostro.

Las cremas de aplicación diurna han de ser de textura ligera, aportando los elementos hidratantes, protectores y nutritivos e incluso regeneradores. Deben resultar cómodas, así serán efectivas como base de maquillaje.

A continuación incluyo las recetas de algunas cremas que podrán serte de gran ayuda a la hora de cuidar tu piel. Estoy segura de que encontrarás más de una apropiada para tu tipo de piel.

CREMA DE ROSAS I

¿Quién no ha utilizado alguna vez gel o sales de baño, jabón de manos, mascarilla, tónico o leche limpiadora que contenga extracto o aroma de rosas? Es uno de los compuestos más empleados en el ámbito cosmético. Se cree que las primeras rosas provenían de Persia, pero hoy en día su cultivo se ha extendido a lo largo y ancho de nuestro planeta, siendo casi innumerable su variedad. Los griegos y los romanos ya conocían sus beneficios. Sobre la piel, la rosa tiene un efecto suavizante, y ayuda a prevenir y a eliminar las pequeñas arrugas y las descamaciones cutáneas.

Es una planta de fácil cultivo en cualquier jardín o incluso en tiesto. Se multiplica fácilmente a través de esquejes, o aprovechando los trocitos de tallo sobrantes de una poda. Para facilitar la tarea puedes adquirir un producto que venden en centros de jardinería conocido como hormonas de enraizamiento. Impregna con esta solución la parte del tallo que vas a introducir dentro de la tierra, plántalo y tendrás el éxito asegurado.

Si vas a utilizar las rosas para hacer mermelada, infusiones o con fines terapéuticos, es conveniente que las fertilices con productos naturales o ecológicos y que las mantengas lejos de zonas de contaminación, por ello es mejor que las plantes lejos de una carretera.

Para hacer esta crema pon, en un recipiente que pueda calentarse, una cucharada sopera de cera de abeja natural, una cucharada de manteca de cacao, quince gotas de aceite de almendras y quince gotas de aceite de soja, y ponlo todo al baño María. Por otro lado, disuelve una pizca de bórax en 25 ml de agua de rosas y añádelo a la mezcla anterior, a la vez que lo vas batiendo con ayuda de la batidora eléctrica. Espera a que se enfríe y guárdalo en un recipiente de cristal. En el frigorífico te durará más o menos un mes.

Te servirá como crema de día y de noche si tu piel es seca. Su uso continuado previene la aparición de arrugas. También es muy apropiada para cuellos castigados.

CREMA DE ROSAS II

Mezcla al baño María una cucharada de cera de abeja en escamas, tres cucharadas de aceite de almendras, dos cucharadas de agua de rosas y una pizca de bórax. Una vez que esté fundido, pásalo por la batidora eléctrica para que todos los ingredientes queden bien mezclados. Añade al final veinte gotas de aceite de rosas.

Crema de malva

Puedes encontrar fácilmente malva en caminos, linderos, praderas y jardines. Florece en verano, y sus vistosas flores moradas la hacen inconfundible. Fue considerada en la Antigüedad como planta sagrada. Tiene propiedades calmantes, suavizantes, hidratantes y revitalizantes, ya que contiene vitaminas A, B y C, mucílagos y aceite esencial.

Consigue dos puñados de hojas frescas de malva. Lávalas y pásalas por la picadora hasta que te quede una pasta fina. Pon al baño María una cucharada sopera de margarina, y cuando se haya derretido añade la pasta verde procedente de las malvas. Remueve bien, cuélalo en caliente, deja que se enfríe y guárdalo en el frigorífico.

Aplícatela todas las noches en las zonas en las que tengas huellas del paso de los años, ya que se trata de un potente antiarrugas.

Crema de hierbabuena

Se trata de una de mis hierbas preferidas, ya que desde que era muy niña mi abuela me la daba en infusión por las mañanas o a la hora del té. Añoranzas aparte, es una planta de la familia de la menta, de sabor más suave que ésta. Muchas personas la utilizan para aliñar platos, entre ellos las ensaladas de tomate, sopas y purés. Es fácil de cultivar en cualquier maceta o jardín y no requiere apenas cuidados.

Tiene propiedades reconfortantes, bactericidas, descongestivas, refrescantes, revitalizantes y vigorizantes; se utiliza en gran cantidad de cosméticos: geles, mascarillas, tónicos para pieles fatigadas, colonias, dentífricos, sacos de olor para los armarios...

Haz una infusión concentrada de hierbabuena. Mezcla dos cucharadas soperas de leche en polvo, con una cucharada de hierbabuena. Bátelo hasta que se espese y, si lo consideras necesario, añade un poquito más de infusión para que la composición quede algo más fluida.

Puedes sustituir la infusión de hierbabuena por otra planta que sea más propia para tu tipo de piel. Ésta está indicada, principalmente, para pieles con problemas de acné o de exceso de secreción sebácea.

CREMA DE GERMEN DE TRIGO

El germen de trigo, para decirlo de una forma fácil, es el corazón de cada grano de trigo, donde se encuentra la parte imprescindible para dar vida a las nuevas plantitas. Se obtiene eliminando el salvado de cada grano. Tiene un interesante valor nutricional: entre sus vitaminas se encuentran la vitamina A, B_1, B_6 y E; y entre los minerales cabe destacar el calcio, el cobre, el fósforo y el magnesio.

En aceite tiene un reconocido efecto antienvejecimiento en la piel, además de ser antioxidante, antiflacidez, hidratante y regenerador.

Hoy en día es muy fácil de encontrar, ya que afortunadamente forma parte del desayuno de muchos españoles; por tanto, en cualquier herbolario podrás adquirirlo.

El aceite de germen de trigo es muy útil para los cabellos secos, para pieles desvitalizadas, manos ásperas, arrugas, estrías y un largo etcétera. Por tanto, se incluye en infinidad de recetas caseras y en productos comerciales con fines estéticos. Además, se trata de un conservante natural de gran importancia.

Para hacer la crema, pon, en un recipiente resistente al calor, una cucharada sopera de cera de abeja cruda, una cucharada de manteca de cacao, seis gotas de aceite de almendras y quince gotas de aceite de germen de trigo que, como ya he dicho, es un conservante natural, por tanto hará que cualquier cosmético dure más tiempo. Mézclalo todo al baño María.

En otro recipiente, pon tres cucharadas de flores de manzanilla y un vaso de agua; espera a que hierva, apaga el fuego y tápalo durante ocho minutos. Cuélalo, a ser posible con un filtro de tela, y ve añadiendo la cantidad necesaria a la mezcla que tienes al baño María. Disuelve una pizca de bórax en una cucharada de infusión de manzanilla y añádela en primer lugar. Pasa poco a poco la batidora hasta que coja una consistencia cremosa. Para que el cosmético no quede demasiado líquido, te aconsejo que vayas mezclándolo poco a poco.

Esta crema puede ser utilizada por todo tipo de pieles, excepto las muy grasas. Tu piel irradiará salud, belleza y plenitud.

CREMA DE MELOCOTÓN

El agradable aroma del melocotón hace que forme parte de gran variedad de cosméticos: champús, cremas corporales, suavizantes capilares, perfumes, cremas hidratantes... Pero además de tener un olor agradable, esta fruta es un excelente hidratante, suavizante y nutritivo para pieles cansadas.

Mezcla en un recipiente los siguientes ingredientes: una cucharada de cera natural de abeja, una pizca de bórax, cuarenta gotas de aceite de melocotón y quince gotas de aceite de germen de trigo. Ponlo al baño María y, una vez que esté derretido, apaga el fuego y tritúralo todo con la batidora. Si consideras que te ha quedado demasiado espeso, añade poco a poco unas gotas de agua de rosas. Y... ¡listo para utilizar!

Te ayudará a reponer el nivel apropiado de humedad en la piel y dejará tu cutis suave y flexible.

CREMA DE COCO

El aceite de coco es muy utilizado como compuesto en productos cosméticos, bronceadores, cremas corporales, mascarillas y champús. Como es obvio, se extrae de la pulpa del coco.

Mezcla al baño María los siguientes ingredientes: una cucharada sopera de cera natural en escamas, una pizca de bórax y tres cucharadas de aceite de coco. Una vez que esté bien disuelto, retíralo del fuego y vuelve a batirlo, pero esta vez con la batidora eléctrica. Para finalizar, y de manera opcional, puedes añadirle tres gotas de esencia de coco para aromatizar aún más tu crema.

Si te aplicas esta crema por la noche, ayudarás a que la piel se regenere y se recupere de las agresiones sufridas durante el día. También reestructura la piel, manteniéndola suave y flexible.

CREMA DE MIEL

La miel es destacable por su gran poder bactericida. Contiene potasio, sodio, magnesio, hierro, cobre, fósforo, manganeso, calcio, fructosa, vitaminas B_1, B_2 y C.

Pon en un recipiente al baño María una cucharadita de postre de miel fluida, dos cucharadas de aceite de almendras, otras dos de manteca de cacao y una de lanolina líquida. Deja enfriar y añade 1 g de jalea real agregando agua de rosas poco a poco, hasta tener la textura deseada. Utiliza la batidora eléctrica para así conseguir una mezcla homogénea.

Aplicada por todo el cuerpo, acentuará la luminosidad del bronceado, manteniéndolo durante más tiempo.

Crema de salvia

La salvia ha sido utilizada a lo largo de la Historia en infinidad de fórmulas, tanto con fines terapéuticos como cosméticos.

Se trata de una planta de hoja perenne, con flores de color azul violáceo. Es muy fácil de cultivar en cualquier terreno, ya que los cuidados que requiere son sencillísimos, y su agradable aroma la hace imprescindible en todo jardín que se precie. Si no quieres ejercer de jardinero, puedes encontrarla fácilmente en cualquier herboristería o incluso en grandes supermercados.

Se puede utilizar como condimento culinario, para perfumar jabones y cremas corporales, hacer sales de baño, pasta de dientes, champú, etcétera.

La siguiente receta mejora de forma espectacular la textura de la piel y aporta luminosidad al rostro; con su uso continuado se obtienen resultados excepcionales. También ayuda a la piel a estimular su propia capacidad rehidratadora.

Pon al baño María los siguientes ingredientes: una cucharada sopera de cera de abeja cruda, junto con una cucharada de manteca de cacao, seis gotas de aceite de soja y seis gotas de esencia de limón.

En otro recipiente, prepara una decocción de hojas de salvia. Para ello, añade a un vaso de agua tres cucharadas soperas colmadas de hojas de salvia y déjalo hervir. Apaga el fuego, tápalo y déjalo reposar durante unos ocho minutos. Espera a que se enfríe un poco y extrae una cucharada sopera del líquido, en la que disolverás una pizca de bórax. Añádelo a la mezcla disuelta al baño María y bátelo poco a poco con ayuda de una batidora eléctrica. Agrega progresivamente más líquido, hasta conseguir una mezcla homogénea y lo bastante fluida como para que su aplicación sea cómoda y no sea necesario frotar para extenderla en el rostro. Envásalo en un recipiente de vidrio y consérvalo en el frigorífico.

Te durará aproximadamente un mes sin perder cualidades.

HIDRATANTE DE PEPINO

La acción hidratante del pepino impide la evaporación del agua de la superficie de la piel y la fija en las capas superficiales de la epidermis. Restaura el equilibrio natural de la piel, ayuda a eliminar manchas y es ideal para después de una exposición solar, ya que resulta muy refrescante e hidratante, y tiene un efecto ligeramente astringente.

Licua un pepino, para luego poder utilizar dos cucharadas soperas de su zumo. Mezcla al baño María una cucharadita de lanolina, media cucharadita de manteca de cacao, una cucharada sopera de aceite de coco, una cucharadita de cera de abeja cruda y natural y una pizca de bórax. Cuando esté todo bien derretido, añade las dos cucharadas de zumo de pepino y revuelve bien, apagando seguidamente el fuego.

Envásala y guárdala en el frigorífico.

11

NUTRICIÓN

El deterioro del nivel óptimo de nutrición en la piel desencadena una serie de factores que influyen de manera determinante en el envejecimiento cutáneo. Entre otras cosas, el tono se apaga, aparecen arrugas, la membrana celular pierde su fluidez, la función de las glándulas sebáceas se ralentiza, parte de la película hidrolipídica se pierde, la piel se fragiliza, afectándole más cualquier agente externo negativo, y las fibras de colágeno nativo se vuelven perezosas.

Para contrarrestar los efectos nocivos de todas estas agresiones se hace necesaria la aplicación de una buena crema nutritiva que ayude a combatir los signos visibles de envejecimiento, estimulando y fortaleciendo las células, mejorando el aspecto externo de la piel y contribuyendo a reducir las pequeñas arrugas. La manera más adecuada de llevar a cabo todo esto es aportando día a día todo lo que la piel necesita para conseguir mantener un equilibrio perfecto.

Lo mejor son los concentrados remineralizantes, vivificantes y revitalizantes que, con su uso continuado, hacen maravillas en nuestro cutis, dándole un aspecto suave y aterciopelado.

Son ideales los cócteles de vitaminas provenientes de frutas y verduras que, además de agradar a nuestros paladares, satisfagan las carencias vitamínicas que pudiera presentar la piel. Sin ir más lejos: las vitaminas A y E protegen del deterioro natural de las estructuras celulares, motivado por el paso de los años y responsable de la formación de arrugas cutáneas.

Mientras dormimos plácidamente, nuestra piel trabaja incansablemente para recuperarse de las agresiones sufridas durante el día y llevar a cabo la regeneración celular necesaria. A partir de los veinticinco años, este proceso metabólico comienza a funcionar más despacio, por ello nunca deberíamos negarle ese aporte extra de nutrientes que le ayuden a realizar su trabajo. Por la noche, al encontrarse nuestro cuerpo relajado y alejado del estrés, la piel se muestra mucho más receptiva, y los productos que se le aporten son mejor absorbidos.

Muchas veces surge una cuestión, relacionada con una falsa idea preconcebida: la de que las cremas de día han de ser solamente hidratantes y las de noche exclusivamente nutritivas. Pues bien, en el binomio nutrición/hidratación está la clave del éxito. Es ilógico no aportar hidratación nocturna a una piel que se encuentra deshidratada, sólo por el hecho de que las cremas de noche han de ser nutritivas. A la piel hay que aportarle en cada momento los activos necesarios para su perfecto mantenimiento.

Es conveniente aplicar cremas que luchen contra el envejecimiento y las arrugas antes de que éstas hagan acto de presencia en nuestra vida.

Las cremas de noche han de ser más untuosas que las de día y más concentradas en principios activos; además, no importa que dejen brillos como sucede con las cremas utilizadas durante el día.

Ni que decir tiene que nunca debemos aplicar una crema sobre una piel que no se encuentre en perfectas condiciones de higiene, y menos aún una crema de noche. Algunas mujeres cometen el gran error de extenderla sobre los restos de maquillaje y la suciedad acumulada durante el día. Craso error que a la larga se paga muy caro; sólo puede perdonarse si el desconocimiento es la causa que lo motiva.

Podemos saber que una crema de noche es la adecuada cuando consigue que nos levantemos con la piel cómoda, flexible y sin carencias nutricionales básicas.

Mi abuela solía citar un refrán castellano que dice que «es mejor un continillo que un reventón» y esto es muy aplicable al tema de la estética. Muchas féminas se pasan todo un día cuidándose, acuden a un centro de belleza en busca de un tratamiento casi milagroso, se dan un baño relajante, se proveen de los mejores productos del mercado, etcétera, y al día siguiente no se lavan la cara, salen a la calle sin una crema hidratante o se tumban al sol sin la necesaria protección solar. Definitivamente, creo que este refrán es enormemente sabio, ya que la constancia lleva al éxito en todas las facetas de la vida y, como no iba a ser menos, en este campo pasa exactamente lo mismo. Un consejo: convierte los cuidados de belleza en hábitos cotidianos.

A continuación te propongo unas magníficas cremas caseras.

Crema de uvas

Para hacerla, has de licuar unas cuantas uvas blancas. Luego mezcla en un recipiente una cucharada sopera de miel, una de harina de arroz y una de agua de rosas (en la página 35 puedes encontrar la receta para crear tu propia agua de rosas, de forma sencilla y de excelente calidad). Para finalizar, añade, poco a poco, una cucharada sopera de zumo de uva y vuelve a remover; si consideras que te ha quedado demasiado espesa, agrega un poquito más de zumo.

La harina de arroz puedes adquirirla en varios comercios; pero si te cuesta encontrarla, acude a una tienda de alimentación oriental, ahí seguro que aciertas.

Esta crema previene y mejora el estado de la piel áspera.

CREMA DE CENTELLA ASIÁTICA

La centella asiática mejora la fluidez sanguínea y restaura las fibras de colágeno y elastina, además de atenuar las marcas de fatiga. Se puede decir que devuelve la vitalidad a la piel, ya que contiene muchos de los elementos necesarios para estar elástica y suave.

Si quieres llevar a cabo esta sencilla receta, pon en un recipiente resistente al calor los siguientes ingredientes: cuatro cucharadas soperas de lanolina (grasa extraída de la lana de los corderos, utilizada en infinidad de fórmulas cosméticas), dos cucharadas soperas de glicerina (sustancia incolora e inodora que se obtiene a partir de aceites vegetales) y tres gotas de extracto en aceite de centella asiática, que fácilmente puedes encontrar en herbolarios y tiendas de productos naturales. Funde estos ingredientes al baño María y, una vez apagado el fuego, añade, poco a poco, agua de rosas, hasta alcanzar la textura que te parezca más adecuada para su aplicación.

Extiéndela sobre la totalidad del rostro y cuello, efectuando un ligero y suave masaje.

Procura no aplicar esta mezcla, ni ninguna, en el contorno próximo a los ojos, ya que el aceite puede provocar irritación y malestar.

No es aconsejable que utilices esta crema si tu piel presenta rojeces y una sensibilidad extrema.

CREMA DE GERMEN DE TRIGO

Como ya habrás visto, son muchas las fórmulas que llevan este ingrediente, y es que sus beneficios son conocidos desde hace infinidad de años. Su aceite, de gran valor medicinal y cosmético y de alto contenido en vitamina E y en ácidos grasos insaturados, hace que su presencia sea imprescindible entre nuestros productos de belleza. Contiene vitamina A, por lo que es un eficaz enemigo de las infecciones de la piel, y vitaminas D, E, F y K, que estimulan el tejido cutáneo y aceleran el proceso de regeneración.

Pon en un recipiente resistente al calor los siguientes ingredientes: 50 cc de lanolina líquida, una cucharada sopera de miel fluida, quince gotas de glicerina, treinta gotas de aceite de germen de trigo y una cucharadita tamaño de café de lecitina en polvo. Caliéntalo al baño María. Cuando todos estos componentes estén completamente fundidos y entremezclados, agrega poco a poco dos cucharadas soperas de agua mineral. Si te resulta más cómodo, puedes echar mano de nuestra amiga la batidora eléctrica, terminarás mucho antes y te resultará más fácil.

Esta fórmula puede aplicarse a todo tipo de pieles, excepto en las muy grasas. Favorece la reparación y la protección de la epidermis a la vez que la suaviza.

CREMA DE MANZANILLA

Esta planta ya era utilizada por el pueblo egipcio por sus cualidades curativas.

Es perenne, de poca altura, fácilmente cultivable en cualquier jardín o incluso en un tiesto. También puedes recogerla en el campo, ya que se trata de una planta muy fácil de encontrar, además de ser inconfundible. Sus flores son como margaritas, con el centro amarillo y los pétalos blancos, y florecen desde mediados de primavera hasta el final del verano.

Se utiliza tanto con fines medicinales como cosméticos. Entre otras cosas, aclara y abrillanta los cabellos rubios, limpia la piel, tiene un ligero efecto astringente, resulta relajante como agua de baño y alivia los ojos cansados.

Esta fórmula está especialmente indicada para pieles con sensibilidad extrema. Refuerza las defensas de la piel, tiene propiedades balsámicas y protege frente a las agresiones externas, además de contribuir a calmar la irritación y atenuar las rojeces. Proporciona un bienestar absoluto.

Mezcla al baño María una cucharada sopera de cera de abeja, una cucharada de manteca de cacao, treinta gotas de aceite de soja, una cucharada de agua mineral, en la que habrás disuelto una pizca de bórax y seis gotas de extracto de manzanilla. Mézclalo bien, y a continuación pasa la batidora eléctrica hasta que consigas una textura agradable para su aplicación.

Envasa la crema en un tarro limpio y seco, a ser posible de cristal, y guárdalo en tu frigorífico. Te durará al menos un mes.

CREMA DE LIMÓN O DE MANDARINA

El limón es muy rico en vitaminas B, C y PP, aceites esenciales y ácido cítrico.

Bate tres huevos con veinte gotas de glicerina, añade quince gotas de limón recién exprimido, vierte en la mezcla 40 cc de aceite de almendras dulces y remueve constantemente hasta que adquiera cierta consistencia.

Esta fórmula es apropiada para todo tipo de piel. Los ácidos naturales que contiene la fruta favorecen la regeneración celular y eliminan las señales de cansancio; se trata, por tanto, de una crema energetizante.

Si tu piel es grasa, prueba a sustituir el zumo de limón por zumo de mandarina, que aporta vitaminas B y C, potasio, hierro y fósforo.

CREMA DE HUEVO

Más que un cosmético, a primera vista suena a un primer plato o a un sabroso postre. Sin embargo, esta fórmula casi culinaria tiene un gran poder nutritivo e hidratante para la piel. Aporta una elasticidad capaz de hacer soportar mejor los factores de las agresiones externas y el envejecimiento.

Mezcla tres yemas de huevo con una cucharadita tamaño de café de glicerina y dos cucharaditas de zumo de limón natural, añade una cucharadita de aceite de aguacate que podrás encontrar en herbolarios y en algunas droguerías. Bate de nuevo hasta conseguir una crema fluida. Si consideras que te resulta demasiado espesa, puedes añadir unas gotitas de vinagre de manzana.

Crema de noche de almendras

Los ingredientes son los siguientes: una cucharada sopera de cera de abeja natural o en escamas, una cucharadita tamaño de café de lanolina, cuatro cucharadas soperas de aceite de almendras, dos de agua de rosas, una cucharada de aceite de germen de trigo y una pizca de bórax.

Pon todos estos ingredientes en un recipiente al baño María. Remueve muy bien hasta que se mezclen; es aconsejable hacerlo con la ayuda de una batidora eléctrica, pues te será más cómodo y rápido alcanzar la textura ideal.

Si te gusta el olor a vainilla, puedes añadir unas gotas de esencia o bien 1 g en polvo.

La lanolina es una grasa que se extrae de la lana del cordero. Se emplea como excipiente y tiene gran poder suavizante. El bórax es un polvo blanco, tetraperborato sódico concretamente, que tiene propiedades antisépticas, aunque en esta crema su función principal es la de servir de emulsionante para la cera de abeja.

Resulta una crema muy aceitosa, por lo tanto es recomendada en pieles secas y carentes de los nutrientes fundamentales que proporcionan a la piel la flexibilidad necesaria para mantener alejadas a las temibles y antiestéticas arrugas. De gran poder nutritivo y suavizante de las capas superficiales de la piel, también posee un efecto antioxidante que actúa sobre los tejidos fatigados y las pieles agredidas. Al despertarte, tu piel estará más nutrida y más flexible, preparada para soportar las agresiones del nuevo día.

CREMA DE SÉSAMO

Esta fórmula es apropiada para pieles muy secas y con problemas de desnutrición y arrugas. Ayuda a reparar las alteraciones de la piel motivadas por la falta de nutrientes. Con su uso continuado, notarás una muy satisfactoria mejoría.

Pon al baño María 100 cc de aceite de sésamo, añade 50 g de nata líquida, una yema de huevo, una cucharadita de postre de miel y una pizca de sal marina. Remueve muy bien y añade una cucharada de lecitina de soja. Agrega poco a poco 70 cc de vinagre de sidra, hasta que quede una crema untuosa. Si te apetece, puedes añadir otros 100 cc de aceite de sésamo. Todo depende de la textura que prefieras aplicarte. Es cuestión, sencillamente, de probar.

ACEITE NUTRITIVO

Mezcla en un recipiente una cucharada sopera de lanolina, una de aceite de albaricoque o de melocotón, una cucharadita de postre de aceite de almendras, una de aceite de oliva de primera presión en frío y una de aceite de germen de trigo. Calienta al baño María removiendo constantemente. Añade el zumo de un limón y retira del fuego, batiendo hasta que la mezcla esté casi fría. Envasa y guarda en un lugar fresco pero no frío.

12

LOS SECRETOS DE LA DEPILACIÓN

Los pelos nos agobian durante todo el año pero, sin lugar a dudas, durante la época estival la depilación cobra protagonismo. Para lucir una perfecta imagen se deben hacer algunos sacrificios, y desprendernos del vello corporal, y en algunos casos facial, es uno de ellos. Sin embargo, como compensación, se obtiene una piel limpia y suave como la de un bebé, y aumenta la seguridad en nuestra imagen.

El motivo que produce el exceso de estos antiestéticos pelos, que a veces llegan incluso a acomplejar a muchas personas, es un problema mayoritariamente de origen hormonal. Las hormonas masculinas tienen la culpa y la herencia genética y las condiciones climáticas las apoyan. Algunos estudios demuestran que el calor acelera el crecimiento del vello. Por otro lado, se sabe que el uso continuado de algunos medicamentos hace que aparezca aún más.

Ten especial cuidado a la hora de depilar axilas e ingles. Son zonas con gran cantidad de fibra muscular y nervios, un tirón mal dado puede ocasionar en muchos casos una distensión muscular seria.

Después de cada depilación es necesario aplicar en la zona tratada una emulsión calmante e hidratante que restablezca el pH de la piel.

En el mercado existen muchas maneras de deshacerse de estos odiados pelos:

- La cera caliente es un sistema tradicional de depilación que todos conocemos. Arranca el vello de raíz, y por tanto los resultados son bastante duraderos. Está contraindicada para quienes sufran varices o problemas de circulación. Para estas personas se creó en su día la cera tibia, con la que también se obtienen muy buenos resultados. Puedes hacerte con una fundidora pequeña para depilarte tú sola en casa, siempre y cuando seas lo suficientemente valiente para pegar el tirón o tengas cerca una persona voluntaria para ayudarte en el momento preciso. Resulta mucho más incómodo, pero es más económico. Provéete de ceras naturales, que contengan menos productos artificiales, su precio es un poquito más elevado pero merece la pena.

  Si acudes a un centro de belleza, tienes dos opciones: que te depilen con cera de un solo uso o que te pongan cera que se ha utilizado más veces y se ha desinfectado a una temperatura lo suficientemente elevada como para eliminar cualquier germen existente. La diferencia está en el precio y en la seguridad que te aporta el hecho de «estrenar» la cera. Cada vez son más las personas que deciden utilizar cera de un solo uso; de hecho, creo que la cera reciclada desaparecerá en un futuro no muy lejano.

- El sistema conocido como roll-on consta de paquetes de cera individuales y precintados, con lo cual te aseguras de que son de un solo uso. La cera se extiende con el rodillo en capas finísimas, que se retiran sobreponiendo un papel de celulosa especial y efectuando el consabido tirón a contrapelo.

  Este sistema también puedes utilizarlo en tu domicilio; muchas mujeres que carecen del fundidor necesario introducen el tubito de cera en el microondas durante un minuto. Si te apuntas a este método recuerda que en este pequeño electrodoméstico no se puede meter ningún metal, así que tenlo en cuenta a la hora de comprar la cera.

- Las cremas depilatorias son otra de las posibles soluciones, sobre todo para salir del paso en una emergencia. Se trata de composiciones a base de sustancias químicas que eliminan el vello en cinco minutos, si es que la piel lo soporta, claro está. Para utilizarlas es imprescindible realizar una prueba de alergia poniendo una pequeña cantidad de producto en el antebrazo y esperando unos minutos. Si la zona se enrojece en demasía, o presenta hinchazón, no se puede ni debe utilizar el producto. Este método no arranca el pelo de raíz, por tanto la duración del depilado es mucho menor: dependiendo de cada persona, generalmente no suele durar más de una semana. Como contrapartida, se trata de una técnica indolora.

- La archiconocida maquinilla de afeitar está en desuso. Bien está, que a todas nos ha sacado alguna vez de apuros, pero utilizarla habitualmente hace que salgan un montón de pelos internos, con el constante peligro de que alguno de ellos se infecte y nos ocasione algún que otro problema. Con este método hay que depilarse casi a diario; además, resulta incómodo, pues el corte del pelo es tan horizontal que al crecer parece una púa pinchante. Existe la creencia, que muchos profesionales avalan, de que esta técnica fortalece el bulbo piloso; yo no lo certifico, pero sí es verdad que, con técnicas de arrancado de raíz del pelo, el bulbo cada vez es más pobre y acaba por no tener suficiente fuerza como para alimentar un pelo.

- La depilación eléctrica es un método de electrocoagulación, que principalmente se utiliza para el rostro y zonas no demasiado extensas. El sistema consiste en introducir una finísima aguja por el vaso piloso, llegando hasta el bulbo y produciendo una pequeñísima descarga eléctrica, suficiente como para quemar el bulbo.

La intensidad con la que se aplica la descarga siempre depende de la sensibilidad de cada persona y del grosor del bulbo. Se consiguen resultados definitivos dependiendo de la periodicidad con la que se realicen las sesiones, de la consistencia del pelo y de la extensión que se quiere tratar. El único inconveniente es que debe contarse con el profesional apropiado, con la suficiente profesionalidad y práctica como para desarrollar el trabajo correctamente. Esta técnica suele cobrarse según el tiempo de duración. Es aconsejable seguir un tratamiento en el domicilio con un producto cicatrizante y regenerador, como por ejemplo con extracto de rosa mosqueta, con el que se consiguen muy buenos resultados.

- La depilación con láser es la última revelación en cuanto a técnicas de desaparición del vello. Como es necesario el control de un facultativo, debemos estar completamente seguros de las manos en las que vamos a dejar «nuestros pelos», así como de la calidad de la aparatología. Una amplia información, correcta y realista, por parte del médico especialista podrá evitar posibles sorpresas posteriores.

Siempre que te depiles con una técnica con la que se extraiga el pelo de raíz, como puede ser depilación a la cera, roll-on o depilación eléctrica, debes aplicarte acto seguido un tratamiento inhibidor del vello de efecto definitivo: utilizándolo periódicamente, se consiguen excelentes resultados. La constancia es el secreto del éxito.

También se comercializan retardadores de la aparición del pelo, que se aplican después de la ducha, durante los siete días posteriores a la depilación.

Seguidamente, ofrezco un par de depilatorios caseros, que más de una vez os pueden sacar de apuros.

CERA DEPILATORIA CASERA

Es una receta sensacional que conocí a través de una chica de origen africano.

Vierte en un cazo el zumo de un limón grande, un vaso de agua caliente y seis cucharadas soperas de azúcar. Ponlo al fuego y remueve hasta que esté todo bien disuelto y el agua se haya evaporado. Déjalo enfriar un poquito, y cuando esté templado amásalo, como si de la masa del pan se tratara. Tras un largo amasado, puedes envasarlo en un recipiente de vidrio. Para utilizarlo, caliéntalo de nuevo y utilízalo exactamente igual que una cera comercial: extiende con una espátula sobre la zona con vello y tira en la dirección contraria al pelo.

Después de una depilación, recuerda aplicar siempre una crema hidratante que restablezca el pH de la piel; puedes hacerla también en casa, de esta forma todo el proceso será natural.

CREMA DEPILATORIA CASERA

Mezcla zumo de tártago con miel hasta conseguir una crema espesita. Aplícala sobre la zona que pretendes depilar y mantenla sobre ella hasta que compruebes que el vello ha desaparecido. Para ello, hazte con una pequeña espátula de madera, con la que retirarás la crema de una pequeña zona, para hacer la prueba. Por último, enjuaga con agua fresquita.

13

LA PRIMAVERA LA SANGRE ALTERA

Antiguos pueblos veneraban esta estación como si de una diosa madre se tratara. Los frutos y semillas plantadas emergían de la tierra para dar lugar a una cosecha que serviría como medio de subsistencia. Es la estación en la que los humanos florecemos tanto como la naturaleza.

Cuando llegan estas fechas, todos, sin saber por qué, nos sentimos más optimistas, vitales y pletóricos. Y es que el aumento de luminosidad nos ayuda a estar más animados. Es una estación mágica, que transforma un período árido y triste en una explosión de color y luz. Por ello la primavera es una de las épocas del año en que más nos preocupamos de nuestro aspecto externo. Sin embargo, al desprendernos de la ropa invernal a veces nos damos cuenta de esos defectillos que, por hallarse ocultos, hemos dejado de cuidar: celulitis, granitos y barros en la espalda, pies con asperezas, etcétera. No te preocupes, prestándoles un poquito más de atención seguro que desaparecen, o al menos conseguirás disimularlos considerablemente.

Regenerar tu organismo y tu piel hará que entres en esta maravillosa estación en perfectas condiciones.

Recibe la primavera estrenando piel nueva, y es que la exfoliación se convierte en un tratamiento tanto facial como corporal muy interesante. Regresa al capítulo 9, donde podrás encontrar algunos consejos y recetas que sin duda te servirán de gran ayuda.

En cuanto a los viajes primaverales, hay que ver qué maletones preparamos cada vez que salimos de casa, nos pasamos la vida transportando cosas de un lugar para otro. Si quieres que tu neceser abulte menos, haz acopio de las muestras que ofrecen las casas cosméticas. Otra idea es adquirir cremas y demás en monodosis, de esta manera podrás llevar solamente la cantidad que necesites.

Echa un vistazo a las siguientes recetas, muy apropiadas para usar en esta época del año:

Remedio contra los granitos de la espalda

Cuando comenzamos a llevar la espalda al descubierto nos damos cuenta de que ésta es portadora de unos finísimos y abundantes granitos. Prueba la siguiente receta: dos cucharadas soperas de sal, una cucharadita de postre de zumo de limón y una de leche desnatada. Aplícate la mezcla, espera aproximadamente diez minutos y pasa a la ducha. Repite el tratamiento varias veces a la semana.

Aceite anticelulítico

Buen momento para luchar contra la antiestética celulitis o piel de naranja; aunque lo correcto es mantenerla a raya durante todas las épocas del año.

Pon en un recipiente tres cucharadas soperas de aceite de almendras, tres de aceite de limón y dos de zumo de pomelo fresco. Mézclalo bien y aplícatelo a diario después de la ducha matinal.

Crema de germen de trigo para piernas

En esta estación, comenzamos a prescindir de las medias y pantis para dejar al descubierto nuestras piernas. Si durante el invierno te has olvidado de ellas, te darás cuenta del mal estado en el que se encuentran: sequedad en exceso, descamación, asperezas... Por ello, es un excelente momento para poner en práctica la siguiente fórmula, destacable por su alto contenido en vitaminas A, B, D y E; el manganeso, el cobalto y el cobre son sustancias que también contiene este derivado del trigo.

Mezcla en un recipiente dos cucharadas soperas de glicerina líquida, otras dos de aceite de germen de trigo, dos de aceite de oliva de primera presión en frío, una yema de huevo y una cucharadita de postre de miel. Aplica por todo el cuerpo, espera veinte minutos y date una ducha con agua templada tirando a fresquita. No hace falta que utilices gel, es mejor que el agua se encargue por sí sola de eliminar los restos. Tu piel quedará suave y radiante. Un buen momento para poner en práctica esta fórmula es en verano, cuando la piel está más reseca y más necesitada de aportes vitamínicos.

14

OH, SOLE MIO!

Coco Chanel fue la precursora del bronceado. Fue en el año 1924, aproximadamente, cuando la palidez femenina, impuesta durante siglos, quedó desterrada para imponerse la saludable coloración que proporciona el astro rey.

Casi un siglo después, siguen estando de moda los tonos tostados. Resultan más alegres, destacan el brillo de los ojos y nos permiten lucir piernas y escote.

Como contrapartida, hoy en día se considera que la radiación solar es la primera causa de envejecimiento cutáneo prematuro. Parece ser que poco a poco vamos concienciándonos de los efectos nocivos del sol. Por fortuna, en la actualidad en España ya son pocas las personas que no utilizan algún medio de protección solar con el fin de evitar males mayores: cáncer de piel u otros problemas serios de salud.

Las células encargadas de producir melanina (para pigmentar y proteger la piel) son los llamados melanocitos, y éstos se sitúan como frontera entre la dermis y la epidermis. De este pigmento depende el color de la piel, el cabello y los ojos. La exposición ante los rayos del sol los estimula, aportando a la piel un grado de protección solar totalmente natural. Cuando la exposición es excesiva, la piel no es capaz de producir los suficientes melanocitos para protegerse. Es en estos momentos cuando las células se pueden dañar y, por consiguiente, propiciar un cáncer de piel.

Por ello, se deben utilizar productos de buena calidad y seguir unas pautas de aplicación ante cualquier exposición solar, por corta que ésta sea.

Las radiaciones solares ultravioleta, UV, básicamente se dividen en tres: los UVA responsables del envejecimiento prematuro de la piel y de cientos de cánceres de piel; los UVB, que son los causantes del enrojecimiento cutáneo y de las quemaduras, y los UVC, que no alcanzan la superficie terrestre y por tanto no nos afectan. Y tras las presentaciones oportunas, paso a comentar algunos cuidados esenciales.

Una opción a las horas de exposición solar que son necesarias para lucir un deseado tono moreno son los autobronceadores, revolucionarias fórmulas que cada día tienen más adeptos y ofrecen a la piel un hermoso moreno de matices dorados, sin necesidad de exponerse ante el astro rey. Son sustitutos del sol y del maquillaje, que nos permiten lucir una piel morena sin tener que sufrir los peligros de las radiaciones ultravioleta; quien prueba un buen autobronceador, repite. Modelos, artistas y demás estrellas del papel cuché se apuntan cada vez más a los bronceadores sin sol. El único secreto para alcanzar el éxito radica en su correcta aplicación y, claro está, en utilizar un producto selecto.

Si te decantas por la manera tradicional de broncearte, piensa que no todo son inconvenientes, el sol también ofrece sus ventajas. Estudios recientes han demostrado que las personas que toman el sol son más dinámicas, más optimistas y más vitales. Además, el sol eleva la autoestima, estimula la formación de vitamina D_3 y ayuda a fijar el calcio en los huesos. Así que protégete y disfruta.

Si quieres obtener un saludable tono dorado, con un mínimo tiempo de exposición y sin riesgos, aplícate un acelerador del bronceado quince o veinte días antes de exponerte al sol. Lo mejor es utilizar este producto como sustituto de la crema para después del baño, de esta manera no se te olvidará aplicártelo nunca. No te preocupes por la hidratación, pues además de estimular la melanina, consiguiendo que el pigmento esté listo para aflorar a la superficie, suelen contener ingredientes superhidratantes que mantienen la piel en un grado óptimo de humectación.

El consumo de ciertos alimentos activa la melanina, y por tanto acelera y mejora el bronceado. Son considerados como tales aquellos que contienen betacaroteno: la zanahoria, la caléndula, el hipérico...

La ingesta de determinados alimentos días antes de exponerse al sol beneficia la calidad del bronceado. Los carotenos son unos pigmentos que contienen algunas plantas y verduras, capaces de absorber la radiación solar. El betacaroteno es la provitamina A, sustancia que, cuando es necesario, dentro del organismo se transforma en vitamina A. Los alimentos que principalmente la contienen son la zanahoria, los albaricoques, la caléndula, la naranja, el perejil, las espinacas y las frambuesas.

Es importante destacar que los albaricoques son una pequeña mina dulce de betacaroteno. Comer 200 g de albaricoques al día basta para proporcionarnos la dosis necesaria, el equivalente a un litro de zumo de naranja. Además, esta fruta reforzará tu sistema inmunitario y, por si fuera poco, es un eficaz antioxidante.

Prueba a tomar un combinado en zumo, muy rico en betacaroteno y en vitamina C, ambos grandes aliados del bronceado y de gran poder antioxidante:

Licua 200 g de zanahorias, un limón y 100 g de fresas.

La latitud, la altitud y la hora del día determinan el grado de protección y las precauciones que deben tenerse en cuenta. Cuanto más cerca nos encontremos del ecuador, más verticales serán los rayos, por tanto, las radiaciones serán más peligrosas. Éste es un factor muy importante a la hora de elegir un bronceador si salimos de viaje fuera de España.

Cabe tener en cuenta que las radiaciones del sol son menos nocivas en los valles que en las montañas. Por tanto, ten cuidado con las alturas, protégete aunque sientas más frescor que en el llano. En cuanto al reloj, destacar la ya trillada frase de precaución ante las horas más críticas, y por tanto más nefastas: de las doce de la mañana hasta las cuatro de la tarde.

Respecto a la protección artificial, explicaré, a grandes rasgos, su lenguaje: imaginemos que una persona resiste al sol sin quemarse durante diez minutos; si se aplica un producto con factor de protección ocho, podrá exponerse al sol durante ochenta minutos. Ésta es una valoración global, realmente cada piel es un mundo diferente, depende de si es más clara o más morena, de si es alérgica, de la edad, de si estamos en la montaña o en la playa, de la latitud, la altura, la hora del día, la existencia de cicatrices y la ingesta de medicamentos. El significado de las siglas que habitualmente podemos leer en el envase de cualquier bronceador es muy sencillo: SPF significa *Sun Protection Factor* (Factor de Protección Solar), IP es igual a Índice de Protección y FP significa Factor de Protección.

A modo de recuerdo, repasaremos las buenas costumbres que las esteticistas recalcamos una y otra vez hasta la saciedad:

- Protege tus ojos del sol utilizando unas buenas gafas. Está demostrado que, aunque el ojo posee sus propias defensas naturales frente a los rayos ultravioleta, la disminución de la capa de ozono provoca que les afecten mucho más, acelerándose en algunos casos ciertos problemas oculares. Cuando estés tumbada de cara al sol, utiliza unas gafas chiquititas y sin patillas que puedes encontrar en la farmacia, evitarás de esta forma que el sol incida directamente sobre tus ojos. Además, gracias a esta protección evitarás gesticular, lo que provocaría la aparición de las tan antiestéticas arruguitas que aparecen en su contorno, conocidas familiarmente como patas de gallo.
- Utiliza un protector solar para el cabello, él también sufre. No te arriesgues, piensa que el tórrido sol del verano, el viento, la agresión de la sal del mar y el cloro de la piscina

pueden destrozar la belleza de tu melena. La queratina que lo compone se altera y, como resultado, se vuelve áspero, seco, poroso y quebradizo. Si tu cabello está teñido, notarás aún más los efectos negativos de los nefastos agentes externos. El color puede sufrir variaciones, alcanzando tonos rojizos y algunas veces incluso verdosos.

En el mercado existen productos específicos para protegerlo, aplícatelos antes de salir de casa, algunos tienen efecto fijador, con lo cual puedes darle forma y hacerte peinados diferentes. Repite el gesto cuantas veces consideres oportuno; la mayoría de estos cosméticos capilares suelen ser resistentes al agua, compruébalo siempre en la etiqueta. Otra posibilidad es aplicar una mascarilla o suavizante capilar mientras dura la exposición solar: «matarás dos pájaros de un tiro», y además el calor mejora siempre los resultados de cualquier reestructurante capilar.

- Después de darte un chapuzón en la piscina o en el mar, procura enjuagar tu pelo con agua dulce. Al llegar a casa es conveniente que te laves la cabeza con un champú suave, para eliminar cualquier resto de sal, arena, partículas de polvo... Tras el aclarado, es un momento perfecto para aplicarte un acondicionador, crema suavizante o mascarilla capilar. De este modo, evitarás en gran medida puntas abiertas, pelos ásperos e incluso la caída del cabello.

- En esta época del año, es mejor prescindir del secador de pelo, será una cura de salud para éste. Si eres de las incondicionales que no pueden vivir sin él, gradúalo en la posición más fría, para así evitar recalentamientos innecesarios que resecarían tu cabello. Mantenlo siempre a una distancia prudencial.

- Opta por quedarte solamente con los beneficios de la playa: el yodo marino estimula la circulación sanguínea, favoreciendo así el crecimiento del pelo.

El sol puede afectar al cuero cabelludo; por tanto, es muy importante proteger las cabecitas de los niños y de las personas que tienen poco pelo con una gorrita o un pañuelo, para evitar innecesarios riesgos.

- Es conveniente que te proveas de al menos dos bronceadores de distinta protección: uno para el rostro y el otro para el cuerpo.

- Usa productos con factor de protección mucho más elevado en zonas de alto riesgo, considerándose éstas aquellas partes en las que la piel es más fina, sensible y vulnerable, como son escote, pecho, nariz, boca y hombros. Si eres de las que practicas *topless*, no te olvides de esto, además nunca es conveniente prolongar la exposición más de veinte minutos al día.

- Ponte el bronceador veinte o treinta minutos antes de la exposición. Repite la aplicación después de un chapuzón, a no ser que el producto sea *water proof* (resistente al agua), y cuando haya transcurrido aproximadamente una hora desde la última aplicación.

- No utilices el protector del año anterior, seguramente su mal almacenamiento, los cambios de temperatura y el no estar cerrado herméticamente hayan hecho perder eficacia al producto. Si quieres aprovecharlo, úsalo como crema para después de la ducha, siempre que no sea un día que has tomado el sol, momento en el cual la piel necesita una mayor reparación.

- Las pieles grasas también se queman. La osada creencia de que para este tipo de pieles no era necesario utilizar un buen bronceador se superó hace tiempo. Es cierto que en ocasiones el sol mejora su apariencia, pero en la mayoría de los casos surge el efecto rebote: los poros se obstruyen y aparecen granitos. Para estas pieles es recomendable elegir productos no comedogénicos y libres de aceites. Pero nunca ha de prescindirse de un fotoprotector.

- Las pieles maduras deben recurrir a bronceadores para el rostro con efecto antiarrugas, específicos para evitar el envejecimiento. No obstante, éstos son recomendables a partir de los treinta años. Dice un viejo refrán que más vale prevenir que curar, y nada mejor para lucir un rostro sin arrugas que evitar que éstas salgan proporcionando a la piel los tratamientos adecuados en cada momento.

- Las pieles oscuras son mucho más resistentes a las quemaduras. Sin embargo, su protección natural no es suficiente para estar tranquilo bajo el sol. Necesitan las mismas aplicaciones de protección que una piel blanca, pero pueden permitirse un SPF más bajo.

- Las pieles claras y las sensibles necesitan un factor de protección muy elevado. Resisten un menor tiempo de exposición, y hay que aplicar el producto un mayor número de veces. En este grupo podemos incluir la piel de los niños; bajo tu responsabilidad está su futuro. Recientes investigaciones demuestran que el 75 por ciento de los cánceres de piel se incuban durante los primeros dieciocho años de vida de una persona, así que no arriesgues la salud de tus hijos. Para ellos, principalmente, está concebida la pantalla total, cuyo índice de protección permite el paso de muy pocos rayos nocivos. Son formulaciones especiales que provocan una barrera que refleja las radiaciones solares desde la superficie, como si de un espejo se tratara.

- Si practicas deportes náuticos, piensa que las gotas de agua sobre tu piel producen un efecto de lupa, aumentando enormemente el peligro de quemaduras. Utiliza bronceadores resistentes al agua; en el mercado existen unos envases ideales para este tipo de deportes, que llevan incorporado al tapón una cuerdecita para colgártelos del cuello. Así podrás disponer de ellos aunque te encuentres a mucha distancia de la orilla.

- No hay bronceado perfecto sin un tratamiento posterior a la exposición solar. Es imprescindible utilizar un cosmético adecuado, tanto en el rostro como en el cuerpo, que se encargue de contrarrestar los efectos de deshidratación y de que la piel recupere al máximo los niveles óptimos de hidratación y de flexibilidad. Apúntate a los aftersun. Puedes encontrarlos en el mercado en todas las versiones (en gel, en espuma, en aceite, en aerosol, en crema, para niños, para pieles maduras, para pieles con acné...), o puedes optar por los de fabricación casera utilizando alimentos o plantas asiduos de cualquier alacena. Sea cual sea tu elección, piensa que su misión principal es crear una barrera que impida la evaporación del agua existente en la piel, evitando así la deshidratación, además de llevar rápidamente la piel a su estado de normalidad, refrescarla, aliviar el malestar ocasionado por un exceso de sol y fijar y prolongar el bronceado.

La aplicación correcta se realiza después de una ducha rápida y fresca que libere a tu piel de todo resto de salitre, cloro, cremas, arena, etcétera. Extiende el aftersun abundantemente por todo el cuerpo, con suaves masajes, repitiendo la aplicación si es necesario cuando el producto haya desaparecido de la superficie de tu piel, que quedará descansada, fresca y revitalizada.

Por último, en cuanto a los bálsamos para después de la exposición solar, no alimentes la falsa creencia de que usando un estupendo aftersun, por muchas propiedades maravillosas que tenga, puedes dejar de utilizar un protector solar adecuado.

Recuerda: una ducha fresquita, con un gel suave, es el mejor comienzo para una recuperación. Después es necesario calmar, hidratar y reparar. Los aftersun que están formulados a base de aloe vera, provitamina B_5 y vitamina E son muy efectivos.

- Una mascarilla facial mejorará el aspecto de la piel, presentándola más sedosa, luminosa y jugosa. Durante el verano, el mejor momento para aplicarla es después de tomar el sol. Para obtener los mejores resultados, no sirve aplicar cualquier producto. Déjate aconsejar por un buen profesional, y no cometas el error de dejarte llevar por una compra a la ligera o impulsiva.

- Un zumito natural rehidratante ayudará a recuperar el nivel hídrico perdido bajo el sol. Exprime dos limones, añádeles 1/2 l de agua y dos cucharaditas tamaño de café de miel. Tómate un par de vasos de esta refrescante limonada, perfecta para después de una exposición solar.

- La depilación y el sol son incompatibles. Nunca te depiles y acto seguido te pongas a tomar el sol. Y mucho menos a la inversa. Deja transcurrir una noche para que tu piel se recupere de las agresiones sufridas.

- De nada sirve comprar productos y no aplicarlos. La cosmética avanza a la velocidad del rayo, ¡pero todavía no se ha inventado ningún cosmético que surta efecto sin aplicarlo! Ironías aparte, el efecto protector de una crema depende tanto de la calidad de ésta como de su correcta aplicación y de las dosis utilizadas. Estadísticas sobre el tema dicen que, habitualmente, los españoles usamos poca cantidad de producto, disminuyendo así los efectos protectores.

- Nunca apliques perfume sobre tu piel si vas a exponerte al sol. Pueden llegar a producirse lesiones en las células sobre las cuales haya caído el perfume. Si quieres disfrutar de tu aroma favorito bajo el sol, puedes rociarlo sobre la ropa que lleves puesta, o en el pañuelo o la cinta del pelo; siempre y cuando el perfume no deje mancha. Para comprobarlo antes de que ya no tenga remedio, aplícalo en un trozo de tela que no te sirva para nada. Creo que entre optar por un perjuicio para una prenda o un perjuicio para nuestra piel, la elección es obvia.

- Ante el aumento de un lunar o la aparición de uno nuevo con aspecto sospechoso, acude al médico para descartar la posibilidad de que pueda ser un melanoma. Es la mejor forma de quedarse tranquilo y, en el supuesto caso de que fuera un cáncer cutáneo, detectarlo a tiempo es la mejor arma para luchar contra él.

Recuerda siempre que si estar bella supone un coste para la salud, nunca compensa: la belleza siempre va unida a la salud; cuídate, tu salud y tu belleza te lo agradecerán.

Desde que se impuso la moda de lucir la piel morena, se acudió a la utilización de flores y plantas para activar la producción de pigmentos y para protegerla de los nocivos efectos solares. He recogido algunas de las muchas recetas que más se han empleado en las últimas décadas y que, a mi juicio, son las mejores. No obstante, no puedo indicar el índice de protección que tienen, ya que son recetas caseras, llegadas hasta nuestros días a través de la comunicación verbal entre madres e hijas, y las posibles variaciones en los porcentajes a la hora de formular el cosmético hacen que sea muy difícil calcular su índice de protección solar. Por tanto, te aconsejo que, si quieres probarlas, no hagas locuras en la primera aplicación, sólo su uso te indicará el tiempo que puedes permanecer al sol sin quemarte.

Bronceador de sésamo y zanahoria

El aceite de sésamo es uno de los mejores protectores solares que en cosmética natural se pueden utilizar, por la gran cantidad de rayos ultravioleta que absorbe. Es utilizado en numerosas fórmulas cosméticas. Aunque su consumo está poco extendido en nuestro país, puedes encontrarlo fácilmente en herbolarios y tiendas de alimentos naturales. Es rico en vitamina E y en lecitina.

Haz una infusión muy concentrada de aceite de hipérico. Pon en un cazo dos cucharadas soperas de aceite de sésamo y otras dos de lanolina. Fúndelas al baño María. Añade una cucharada sopera de zumo natural de zanahorias y otra de la infusión que has preparado de hipérico. Remuévelo bien durante cinco minutos, deja que se enfríe y añade veinticinco gotas de extracto de limón.

El hipérico y la zanahoria activan la captación de la radiación solar, permitiendo el paso únicamente a los rayos ultravioleta, que son los encargados de estimular la pigmentación natural, y activando las células que contienen melanina. Por tanto, no deberás exponerte demasiado tiempo al sol.

BRONCEADOR DE SÉSAMO Y COCO

Calienta al baño María 100 cc de aceite de sésamo, 50 cc de lanolina líquida, 50 cc de aceite de coco, 15 cc de aceite de zanahoria y dos cucharadas soperas de té muy concentrado.

BRONCEADOR PARA PIELES YA MORENAS

¡Y muy morenas!, porque no alcanza la protección cuatro. Por tanto, no podrás estar mucho tiempo bajo el sol. Como contrapartida, es muy nutritivo y suaviza enormemente la piel.

Mezcla 25 ml de aceite de almendras con 25 ml de aceite de sésamo. Añade diez gotas de un extracto aromático que sea agradable a tu pituitaria: fresa, coco, limón, etcétera. Y, ¡listo para aplicar!

Bronceador de zanahoria

La zanahoria ya era utilizada en la Antigüedad por los griegos y los romanos. Muy rica en vitamina A, su ingesta beneficia la salud de la piel, los ojos, la dentadura, las uñas y el cabello. Se trata de la vitamina de la belleza por excelencia. También puedes encontrar esta vitamina en las espinacas, la calabaza, el brécol, el melón, el tomate, el albaricoque, los espárragos, el aguacate, la escarola, el melocotón, los guisantes y las alubias verdes.

El zumo de zanahorias frescas bebido con regularidad beneficia el bronceado, además de ayudar a eliminar el acné.

Derrite al baño María 25 cc de lanolina y otros 25 cc de aceite de sésamo. Licua unas zanahorias, hasta que obtengas al menos 50 cc de zumo. Añádelo a la mezcla que tienes al fuego. Ya en frío, agrega diez gotas de aceite de germen de trigo, que servirá de nutriente y como conservante natural.

Ésta es una receta que ha sido muy utilizada a lo largo de la historia del bronceado. Recomendada sólo para personas con piel oscura y poco sensible, pues su protección, como la de la anterior receta, no llega al índice cuatro. Por tanto, también aquí el tiempo de exposición será mínimo, si es que no quieres quemarte. ¡Bajo ningún concepto nunca arriesgues tu piel!

Bronceador de té

Derrite al baño María una cucharada sopera de lanolina, una de aceite de coco y dos de aceite de sésamo. Prepara un té negro bien cargado, déjalo reposar hasta que esté casi frío y mézclalo bien con lo que tienes al baño María. Envásalo en un frasco preferentemente de cristal y mantenlo guardado dentro de la nevera.

Esta receta se ha utilizado muchas veces a lo largo de la historia del bronceado. No obstante, hay que tener una precaución extrema, ya que la valoración del índice de protección solar de los productos caseros es muy difícil, debido a que muchas veces variamos los porcentajes al elaborar las fórmulas. Por tanto, yo aconsejo precaución máxima, ya que cada día son mayores los problemas que causa el exceso de exposición solar.

Bronceador de pepino

Licua un pepino pequeño, previamente pelado. Mezcla el zumo resultante con una cucharada sopera de glicerina y media cucharada sopera de agua de rosas. De esta forma tan sencilla obtendrás una loción solar. El pepino te ayudará a protegerte de los rayos ultravioleta. Recuerda siempre agitar el preparado antes de utilizarlo. No olvides que los protectores han de aplicarse reiteradamente durante la exposición solar.

Aceite bronceador de coco

Este aceite se utilizaba mucho en la época en la que los morenos excesivos estaban tan de moda. Por fortuna para nuestra salud, la intensidad del moreno actual es considerablemente más suave. Por lo tanto, este preparado, con el que se alcanza un moreno rápido y duradero, ha quedado prácticamente en desuso. No obstante, se trata de un cosmético natural que colabora enormemente en la nutrición de la piel, aunque, como contrapartida, su protección solar es muy baja. Más o menos equivale a una protección dos. Por tanto, aquella persona que lo pruebe ha de tener en cuenta que su exposición solar será muy, muy corta, a riesgo de tener quemaduras de relevante importancia. Es ideal cuando la piel ya ha adquirido un tono moreno, para reforzarlo o mantenerlo.

Mezcla, a partes iguales, la misma cantidad de aceite de coco que de manteca de cacao. Caliéntalo para que puedas ligarlo, y envásalo en un recipiente, preferiblemente de cristal.

BRONCEADOR DE ALOE VERA

Ésta es una de las recetas interesantes que pueden realizarse a partir de una hoja de aloe vera. Extrae la gelatina de una hoja fresca de aloe, podrás hacerlo fácilmente pelándola con un cuchillo. Añade diez cucharadas de aceite de germen de trigo y veinte gotas de esencia de coco.

BRONCEADOR DE COCO Y LANOLINA

Derrite al baño María los siguientes ingredientes: una cucharada de cera de abeja, una pizca de bórax que previamente habrás diluido en una cucharada de agua mineral caliente y que servirá como emoliente de la cera, una cucharadita tamaño de café de margarina vegetal, dos cucharadas soperas de aceite de coco y, por último, una de lanolina (aceite que se extrae de la lana de los corderos, con propiedades suavizantes y nutritivas para la piel). Mézclalo bien con la ayuda de una batidora eléctrica, envásalo y mantenlo siempre en el frigorífico.

BRONCEADOR SIN SOL

He de reconocer que esta receta no he tenido tiempo de probarla, pero me han contado que aporta enormes resultados.

Hierve cuatro bolsas de té negro en 1/4 de l de agua. En otro recipiente has de calentar cuatro cucharadas soperas de vaselina líquida y ocho cucharaditas tamaño de café de aceite de almendras. Mezcla los dos preparados, espera a que se enfríe y estará listo para cambiar de color tu piel.

Después de la ducha de rigor que sigue a un baño de sol, aplica siempre un aftersun o crema reparadora que ayude a recuperar y equilibrar el nivel hídrico de la piel. A continuación te ofrezco unas excelentes recetas caseras.

Aceite de lavanda para después del sol

Con esta mezcla aliviarás y refrescarás la piel enrojecida por el sol. La base de los principios activos de la lavanda son los flavonoides, los taninos y los ácidos fenólicos.

Nunca la utilices sobre una piel con síntomas claros de quemaduras.

Mezcla en un recipiente los siguientes ingredientes: seis cucharaditas tamaño de café de aceite de oliva, cuatro cucharaditas tamaño de café de vinagre de manzana y veinte gotas de aceite esencial de lavanda.

Aplícala abundantemente con suaves masajes y sobre una piel perfectamente limpia.

Mascarilla de zanahoria

Bate una yema de huevo con una cucharadita tamaño de café de aceite de oliva y una de zumo natural de zanahoria. Aplícala por todo el rostro, cuello y escote y déjala actuar durante al menos veinte minutos. Tu piel quedará suave y nutrida, por ello es muy apropiado utilizarla en épocas estivales.

Para tratar el eritema solar

Cuando te has excedido en tu baño de sol y la piel está ligeramente quemada, puedes acudir a los remedios de la abuela, pero nunca, nunca, nunca, cuando tengas quemaduras mínimamente profundas que necesiten de asistencia médica, entorpecerías en gran medida la labor sanitaria, en perjuicio, por tanto, de tu salud.

El aceite de tepezcohuite es extraordinario por su gran poder hidratante y regenerante. El extracto de aloe vera es muy apropiado para después de tomar el sol por sus archiconocidos beneficios de hidratación, regeneración, alivio de las quemaduras y otras afecciones cutáneas. El aceite de hipérico y de lavanda, que puedes hacer en casa, también son muy recomendados en estos casos.

Aftersun de melón

Si te has pasado con la exposición solar, prueba a hacer con la batidora una especie de pasta de melón muy maduro. Puedes utilizarlo tanto en el rostro como en cualquier otra zona enrojecida del cuerpo. Recuerda que nunca debes aplicar ningún producto sobre quemaduras que necesiten tratamiento médico.

15

EL FINAL DEL VERANO... LLEGÓ

Maravillosos días de descanso, qué bien nos vienen para eliminar aquellas tensiones acumuladas y poder recibir con las pilas recargadas los venideros meses otoñales.

Unos más, otros menos, disfrutamos de unos días en el mar, la montaña, el pueblo, etcétera, pero todos, queriendo o sin querer, nos exponemos ante los rayos del astro rey.

Y... vuelta a casa tras unas magníficas vacaciones, otra vez dispuestos a afrontar un largo período de trabajo, en espera de los siguientes días de descanso. Para muchas personas esto se convierte en un verdadero trauma pero ¡así es la vida! Y hay que afrontarlo lo mejor que podamos. Y qué mejor forma que mimándote a ti misma y proporcionándote unos cuidados estupendos.

Físicamente, vuelves como nueva, morenita, sin ojeras, descansada... Pero te miras en el espejo detenidamente y el sol, la playa, los excesos o el salitre han dejado tu pelo y tu piel como un estropajo. Pero no te preocupes: ¡todo tiene solución! Ponte manos a la obra y decídete a reparar los posibles daños ocasionados.

Hoy en día se advierte en todos los medios de comunicación de los peligros del sol, por ello cada vez somos más conscientes de lo que una exposición solar sin tomar precauciones conlleva. Sin embargo, hasta las personas más responsables sufren alteraciones en el equilibrio de la piel, produciéndose deshidratación, arrugas prematuras, manchas de pigmentación, etcétera.

Ahora es el momento ideal para ayudar a la piel a volver a su estado habitual y restaurar los posibles daños.

Para ello es necesario regalarle una cura intensiva de belleza, y la hidratación interior sigue siendo un aliado imprescindible. Aunque remita el calor, sigue ingiriendo grandes cantidades de agua u otros líquidos.

Consulta con tu esteticista si es adecuado que sigas utilizando tus productos habituales de belleza o, por el contrario, es necesario cambiar de cosméticos para intensificar el aporte de vitaminas y minerales. Ponte en manos de profesionales que estén capacitados para darte buenos consejos, gastarás el mismo dinero pero la inversión será mucho más eficaz.

Los sueros son auténticas gotas de juventud que obran maravillas sobre una piel con síntomas de deshidratación. Plantéate proveerte de uno.

Las mascarillas se han convertido en un valor añadido, por lo que deberían encontrarse en todos los neceseres. Como sabes, las hay reafirmantes, hidratantes, descongestivas, antimanchas y rejuvenecedoras, según las necesidades de cada piel.

Previamente, es recomendable limpiar el cutis con detenimiento, e incluso efectuar un *peeling*, si fuera necesario, antes de su aplicación. También es conveniente reposar mientras hace efecto el preparado, ya que tener los músculos relajados contribuye a que el producto penetre mejor. Mientras, puedes aprovechar para tomar un baño, ya que con la humedad la piel se vuelve más receptiva.

Acude a tu centro de estética para realizar, según tus necesidades, algún tratamiento postsolar. Existen auténticos tratamientos antienvejecimiento, que aportan una gran concentración de principios activos reestructurantes, nutritivos e hidratantes. Se consiguen excelentes resultados asociando distintos «ingredientes» que actúen en sinergia: tensores vegetales, proteínas para reforzar las fibras elásticas, oligoelementos, vitaminas, etcétera.

Aprovecha las excelentes fórmulas naturales que puedes encontrar en este libro. Estoy segura de que satisfarán tus necesidades.

Al igual que la piel del rostro, la del cuerpo también ha sufrido un cúmulo de agresiones. Los cuidados mínimos para mantener la piel en buen estado son la exfoliación semanal y la hidratación diaria. Si no quieres complicarte la vida con ello, utiliza a diario un gel de ducha exfoliante. Procura que sea de buena calidad, para que tu piel no se resienta. De esta manera, conseguirás eliminar las células muertas que taponan la superficie favoreciendo la penetración de productos de aplicación posterior.

Ayuda a tu piel a luchar contra la acumulación de agresiones y la proliferación de radicales libres. Es evidente que las pieles que han sido cuidadas regularmente envejecen con más lentitud que las que no reciben muchas atenciones. ¡Cuídate!, notarás la diferencia... y también tu pareja, tu familia y tus amigos.

16

CUANDO CAE LA HOJA

Cuida un poco tu dieta, que sin darte cuenta has abandonado para poder disfrutar de restaurantes, fiestas y comidas familiares durante el pasado verano. Es importante incrementar el consumo de alimentos que contengan fibra para poder mantener alejado el estreñimiento, la cantidad ideal diaria es de 20 a 25 g, que encontrarás en verduras y cereales integrales principalmente.

También es aconsejable aumentar el consumo de vitaminas, pero huye de los complejos vitamínicos preparados y construye tu propia lista con los alimentos adecuados, la naturaleza te proporciona todos los que tu organismo necesita. Recuerda que la vitamina E es la que ayuda a evitar el envejecimiento prematuro, y se puede encontrar en las hortalizas, los cereales integrales y los aceites vegetales. El germen de trigo, el aceite de girasol, las almendras, las legumbres, los frutos secos, la mantequilla y la leche serán buenos aliados en cualquier momento.

La vitamina C es esencial para la formación de colágeno y para la buena salud de dientes y encías. Puedes encontrarla en los cítricos, el kiwi, las patatas, el brécol, las coles de Bruselas, las frambuesas, las espinacas, los espárragos y las zarzamoras: tu organismo aumentará la defensa inmunitaria y mejorara tu estabilidad psíquica.

La vitamina B_9 mejora el vigor del cabello, y puedes encontrarla en espinacas, albaricoques, zanahorias, fresas, setas, lentejas, yema de huevo, harina integral de trigo y en el hígado.

Por otro lado, la exfoliación se convierte en un acto obligado al regreso de las vacaciones. El salitre, el sudor, la sequedad producida por el sol y un sinfín de agentes externos producen una acumulación de impurezas en la piel que hacen que el proceso de renovación celular sea más lento. Regresa al capítulo 9, donde podrás encontrar todos sus secretos y algunas recetas caseras. Los resultados son asombrosos; si a priori te parece demasiado complicado, que no lo es, acude a un centro de belleza, donde la esteticista se encargará de realizar el trabajo por ti.

Es inevitable que la piel del rostro envejezca durante las exposiciones solares. Ya sé que tú eres de las que han puesto todos los medios posibles para evitarlo, que te has cuidado y protegido, y que tu piel está en perfectas condiciones. Yo no lo dudo, pero es imprescindible aportar unas dosis extra de hidratación y de vitaminas que te ayuden a restaurar los posibles estragos producidos. Unas gotas de suero reparador aplicadas todos los días después del desmaquillado obrarán maravillas en tu rostro.

Para las pieles sensibles, que después del verano se resienten y se descaman, son necesarios unos cuidados especiales que no alteren su frágil equilibrio. No vale cualquier producto. En este tipo de piel más que en ninguna otra, un producto mal aconsejado puede agravar el problema, así que es mejor que te asegures de que tu consejera o consejero sea una persona muy entendida en la materia. Desgraciadamente, cuando el bronceado desaparece, las rojeces escondidas vuelven a recordar el problema existente.

Para mantener durante más tiempo el bronceado, la piel ha de estar perfectamente hidratada. Recuerda, más que en ningún otro momento, aplicarte un fluido o una crema corporal después de la ducha de rigor. Los autobronceadores, también llamados bronceadores sin sol, obran milagros en estas fechas.

Hacer algo de ejercicio físico, aparte de conservarte joven y esbelta, es un buen antídoto contra el estrés, las depresiones y la ansiedad, propios de esta época del año.

Aprovecha la enorme variedad de colores que te brinda la naturaleza en otoño para organizar salidas al campo, oxigenarte y relajarte.

17

EL FRÍO ATACA

Las temperaturas van descendiendo poco a poco, para recibir, como año tras año, el frío invierno. En el interior, las calefacciones funcionan a todo trapo; frío y calor se alternan constantemente desconcertando así a nuestra piel. El frío produce vasoconstricción, provocando que la circulación periférica vaya más despacio, pero, cuando nuestro cuerpo se ha aclimatado, entramos en un sitio cerrado en el cual hay un exceso de calor y de sequedad ambiental. Entonces, la piel se ve sometida a un proceso en el que los capilares sanguíneos se dilatan de golpe y, como consecuencia, el rostro enrojece.

No hay piel que soporte la constante alternancia de frío y calor, y su forma de protestar se expresa con diferentes reacciones: deshidratación, irritación, escamas, ronchones...

Las pieles sensibles, como siempre, son las que peor se adaptan y las que más sufren. Además, se corre el riesgo de que, con tanto cambio de diámetro de los capilares, éstos acaben por romperse.

Desgraciadamente, evitar estos contrastes es totalmente imposible. Por tanto, la única forma de luchar contra sus efectos es prevenirlos. Y, para ello, se debe echar mano de la cosmética, que en la actualidad ha evolucionado mucho: la llamada cosmética inteligente responde a las agresiones externas proporcionando a la piel lo que necesita en cada momento. Increíble, ¿verdad? Estudios realizados en el Polo Norte y en azafatas de vuelos intercontinentales así lo atestiguan. Estas cremas mantienen la temperatura constante en la piel y están diseñadas para compensar las diferencias térmicas. Son fórmulas que, además, contienen protectores solares, pues en invierno también el sol causa estragos.

En cuanto al cuerpo, a medida que la temperatura baja y, como es lógico, vamos cubriéndonos con sucesivas capas de ropa (medias, botas, abrigos, anoraks...), creamos un microclima personal que impide que los intercambios de oxígeno se realicen correctamente. No debemos olvidar que la piel también respira. Para contrarrestar estos efectos son muy apropiados los baños de oxígeno naciente (más conocidos como jacuzzi) y los productos exfoliantes. Si acudes al capítulo 9 encontrarás fórmulas de *peelings* que pueden servirte para ayudar a tu piel a realizar el proceso natural de eliminación de las células muertas y así evitar su acumulación.

Durante el invierno, tampoco debemos olvidar la costumbre de aplicar una buena crema anticelulítica después del baño. La celulitis reside en nuestro cuerpo tanto en invierno como en verano, y si queremos mantenerla a raya no es suficiente con la aplicación de anticelulíticos durante los meses estivales.

Y qué decir de las piernas pesadas. Esta sensación, desgraciadamente, no es exclusiva del verano, aunque es indiscutible que en esta estación el problema se acrecienta. Para ayudar a combatirlo, acude a los masajes que mejoran la circulación sanguínea. También es muy recomendable aplicarte todos los días, sin saltarte ni uno, una buena crema para piernas cansadas que eliminará esa sensación de pesadez y te aportará un extra de bienestar. A continuación te cuento una excelente receta casera para ayudar a mejorar este problema.

ACEITE DE HIPÉRICO

Muy conocido es en nuestra cultura el aceite de hipérico, también llamado hierba de San Juan, corazoncillo o hierba de las heridas.

Sus preciosas flores amarillas aparecen en bordes de carreteras y cunetas en gran parte de nuestro país. Su cultivo en jardín se hace de una forma sencilla y cómoda, ya que no necesita especiales cuidados. Para elaborar este aceite pon 100 g de flores frescas de hipérico en un recipiente que contenga 1 l de aceite de oliva de primera presión en frío. Cierra el envase y colócalo en un lugar en el que no haya luz. Al cabo de unas seis semanas ya podrás utilizarlo, después de haberlo colado. Curiosamente, la coloración resultante de la mezcla será rojiza y no amarilla como las flores del hipérico.

Para todos aquellos que son asiduos a la montaña y los deportes al aire libre se hace obligada la aplicación de un protector solar que mantenga un índice de hidratación constante en la piel. Con la altitud, aumenta la radiación solar un 20 por ciento cada 1.500 metros. Los rayos UVA atraviesan la capa córnea de la piel y aceleran el envejecimiento cutáneo. Los rayos UVB son los que producen quemaduras, y éstos aumentan un 4 por ciento cada 30 metros. Y, por último, los rayos infrarrojos dilatan los vasos capilares pero no broncean, aunque sí dan calor. Aparte de esto, la nieve refleja un 80 por ciento de los rayos solares, mientras que el agua del mar refleja un 5 por ciento y la arena un 15 por ciento.

Los problemas de quemaduras, ampollas y deshidratación cutánea se pueden evitar fácilmente, sólo hay que tomar unas sencillas precauciones. Piensa que vas a llevar «puesta» toda la vida la misma piel, una exposición solar excesiva la castigará y estropeará si no la proteges y la cuidas a su debido tiempo.

Lo mejor es utilizar protectores solares que sean resistentes al agua, los llamados *waterproof*. De esta manera, evitarás que el contacto de la nieve, la lluvia o el sudor los haga desaparecer de tu rostro. No obstante, la aplicación debe realizarse varias veces al día. Sobre todo en las pieles de los niños, que son más sensibles.

Cuidado con los días nublados. A veces pensamos que si el sol está escondido no puede quemar, error que suele pagarse muy caro. Utiliza tu protección como cualquier día de sol.

El factor hidratante de los protectores es importantísimo. Cuando la temperatura ambiental es demasiado baja, la piel se siente indefensa ante la agresión del frío, las secreciones sebáceas se hacen más lentas y, como consecuencia, se debilita la película hidrolipídica que ejerce de protectora natural de la piel. Para evitar este efecto, existen cremas antifrío, que realizan una función de pantalla térmica dejando en la epidermis una película que impide su deshidratación. Normalmente, las pieles secas son finas y sensibles, por ello son especialmente vulnerables en invierno. El frío acentúa más su problema de sensibilidad y, como consecuencia, aparecen las temidas rojeces, irritaciones y descamaciones que muchas veces producen picor.

Si decides pasar una semana en la nieve o en la montaña, te aconsejo que prepares tu piel antes de ir. Una sencilla mascarilla hidratante una semana antes de partir y otra la víspera harán que tu rostro esté en perfectas condiciones.

Después del sol aplícate un bálsamo reparador o un suero reconstructor. Para las pieles más castigadas es conveniente utilizar un reparador celular específico.

Utiliza siempre un protector más potente en las zonas más vulnerables: labios, contorno de ojos y nariz.

No te desprendas ni un solo minuto de tus gafas de sol. Ya no por belleza, sino por salud. Procura que tus lentes sean de absoluta garantía, en otro complemento puedes ahorrar, pero en este no es nada aconsejable: los ojos son para toda la vida.

Y, por último, ¡disfruta todo lo posible!, solamente se vive una vez.

18

LOS ADONIS DEL NUEVO SIGLO

Bellos y radiantes, como un sol, así nos gusta que estén nuestros hombres. La sociedad ha cambiado, ha evolucionado, y atrás quedó la ridícula creencia de que los varones que cuidan su aspecto físico son afeminados. Hoy en día, todos, o casi todos, los hombres de nuestro entorno utilizan algún cosmético, aunque, como en cualquier aspecto de la vida, unos más y otros menos.

Atrás queda el tan consabido refrán: «El hombre y el oso, cuanto más feo más hermoso»; de eso nada: a nosotras nos gustan guapos, interesantes, y cuando menos, CUIDADOS. Además, la virilidad no está reñida con la estética.

No obstante, hay que decir que a lo largo de nuestra historia ha habido épocas en las que el hombre se cuidaba tanto o más que la mujer. Por ejemplo, en antiguas civilizaciones de Oriente, el hombre se maquillaba y perfumaba; los egipcios lucían su piel enmascarada de colores y cuidaban su cuerpo con aceites, y los griegos depilaban y aromatizaban su cuerpo; hay un largo camino que podríamos recorrer lleno de historias sobre los cuidados de belleza masculinos.

Un informe elaborado por una gran firma de cosméticos revela los hábitos de compra de los consumidores masculinos: más del 50 por ciento de aquellos que rondan los cuarenta años de edad adquieren sus productos a través de una mujer (esposa, madre, hermana o amiga). El porcentaje disminuye considerablemente en

los hombres de veinte a treinta años, éstos están mucho más preo-
cupados por su imagen y no sienten ningún tipo de pudor absur-
do a la hora de comprar ellos mismos los cosméticos que necesitan
para su cuidado personal.

Y es que, ¡cómo han cambiado los tiempos! El tocador de un
hombre de la nueva era puede hacer palidecer de envidia al de una
mujer.

La cuestión está en ir acercándose poco a poco al mundo, tan
desconocido para muchos, de la estética. La rutina diaria de los
cuidados se convierte en un hábito más, tan sencillo como pueda
ser lavarse los dientes o ducharse cada día.

Hoy en día, todo es mucho más accesible, en las estanterías de
los centros de belleza y en las perfumerías hay infinidad de productos de uso exclusivamente masculino, pensados para cubrir las
necesidades específicas del hombre. Obviamente, esto es el resultado de que cada día hay más consumidores, más hombres que se
suben al tren desenfrenado del culto al cuerpo.

Comencemos por lo más básico y lo más habitual: el afeitado. Un
aspecto limpio y bien aseado siempre seduce, y tener unas mejillas lisas y frescas no es tan complicado. En la actualidad, existen
multitud de respuestas para resolver todos los problemas del afeitado, ya que los productos son más específicos que hace unos
años: para pieles sensibles, pieles con problemas de acné, pieles
maduras, para deportistas, etcétera. El secreto está en acertar a la
hora de la elección. Nunca utilices el primer producto que caiga
en tus manos, estudia el que mejor vaya a tu piel y, si tienes dudas,
que será muy probable, deja que te aconsejen y ponte en manos
de un auténtico profesional.

Las pieles sensibles sufren enormemente con el afeitado y,
para demostrar su disconformidad, castigan con unas antiestéticas
rojeces, parecidas a las que Heidi lucía en la montaña. Para evitar-

lo procura utilizar una espuma de afeitar libre de alcoholes, perfumes y conservantes químicos. Una nebulización con agua termal posafeitado calmará el escozor. Recuerda guardar el recipiente en un sitio fresco, así te resultará más agradable y refrescante su aplicación. El agua termal puedes encontrarla en cualquier farmacia. Es incolora e inodora.

Si tu barba es muy dura, una crema superemoliente será tu salvación, te ayudará enormemente, siempre que esperes el tiempo necesario y recomendado para que el pelo se ablande. Procura elegir un producto que incluya en su formulación algún compuesto que lubrique la piel, conseguirás un afeitado más suave y menos agresivo.

Si eres de los que optan por dejarse barba, recuerda que también tendrás que cuidarla. No elijas esta opción por el hecho de que, al no tener que afeitarte a diario, podrás olvidarte para siempre de tu barba, si lo haces, tu imagen tendrá un aspecto desaliñado y descuidado. Una barba bonita requiere ante todo una higiene pulcra, un recortado periódico e incluso utilizar productos suavizantes específicos.

El problema de los hombres que tienen granitos se suele mejorar aplicando un gel de tratamiento. El uso diario de una loción limpiadora evitará que se acumulen excesos de grasa que puedan obstruir los poros.

Para después del afeitado hay una enorme variedad de productos con efectos calmantes, hidratantes y reparadores del manto hidrolipídico de la piel, pero huye siempre de los que contengan alcohol. Prueba a utilizarlos y verás que al cabo de unos días notarás una notable mejoría; sólo tu piel sabrá que te los has aplicado, ¡en el caso de que optes por mantenerlo en secreto!

Respecto a los productos de tratamiento, debes tener en cuenta que las cremas no se aplican de cualquier forma, sino sobre la piel obligatoriamente limpia y, a ser posible, tonificada. Utiliza una pequeña cantidad de producto y extiéndelo muy bien por todo el rostro. No creas que por aplicarte más cantidad vas a obtener mejores resultados, piensa que la piel tiene un límite en la capacidad de absorción, y que un exceso de producto puede ser incluso contraproducente: una espesa capa puede asfixiar la piel. Los movimientos han de ser suaves y metódicos. Siempre ascendentes, para no acelerar la caída de los rasgos. En la zona del contorno de los ojos nunca debe desplazarse la piel de un lado para otro, lo mejor es hacer penetrar el producto mediante pequeños golpecitos suaves de tecleado con la yema de los dedos.

A continuación te ofrezco unas recetas caseras que encontrarás muy interesantes si eres amante de la vida natural y de la cosmética alternativa.

AFTER SHAVE DE SALVIA

También llamada planta que salva, reafirma, tonifica la piel, revitaliza y cierra los poros. Es muy utilizada en cosméticos destinados a tratar problemas de piernas cansadas, flacidez extrema, emulsiones corporales, desodorantes, dentífricos, tónicos faciales, sueros antiedad, champús antigrasa y un largo etcétera.

Pon, en un vaso lleno de vinagre de manzana, tres pizcas de salvia y tres de romero, aproximadamente 15 g de cada hierba. Déjalo macerar durante una semana. Fíltralo y envásalo en un frasquito que tenga nebulizador y que, preferiblemente, sea de vidrio. Guárdalo en el frigorífico y aplícatelo después de cada afeitado.

AFTER SHAVE DE ROMERO

Fácil de recolectar en buena parte de los campos de la península, el romero es muy utilizado con fines cosméticos. Tiene propiedades antiirritantes, revitalizantes, hidratantes, reparadoras, elimina el cansancio, es reafirmante, tonifica el cuero cabelludo y vigoriza el pelo.

Introduce en un recipiente, que posteriormente puedas tapar, los siguientes ingredientes: una taza de vinagre de sidra, una cucharada sopera bien cargada de hojas de romero y una de hojas de salvia, preferiblemente fresca. Deja macerar durante una semana, cuélalo y añade a la mezcla quince gotas de extracto de hamamelis.

After shave de romero y cola de caballo

Si tienes la piel sensible, olvídate de aplicarte lociones posafeitado que contengan alcohol. En cualquier herbolario o tienda de dietética podrás encontrar aceite de romero. Aplicado después del rasurado, calmará el escozor y suavizará tu rostro. Si dispones de un poquito de tiempo, y te gusta la vida natural, podrás poner en práctica la siguiente receta casera.

Pon a hervir en un cazo un vaso de agua, a ser posible mineral, junto con dos cucharadas soperas de hojas de cola de caballo y una de romero. Cuando esté hirviendo, apaga el fuego, tapa la cazuela y espera ocho minutos aproximadamente. Deja que se enfríe. Añade treinta gotas de extracto de hamamelis y seis gotas de extracto de limón. Remueve hasta que consideres que están bien mezclados todos los ingredientes, y envásalo en un bote preferiblemente de cristal que tenga atomizador, de esta forma te será mucho más cómoda la aplicación, ya que con dos o tres nebulizaciones después del afeitado estarás listo. Guárdalo en el frigorífico, te servirá al menos para diez o quince días.

CREMA DE AFEITAR DE COCO

Si quieres fabricarte tú mismo la crema de afeitar en casa, aquí tienes una receta.

Mezcla en un recipiente los siguientes ingredientes: tres cucharadas soperas de agua, una de glicerina, cinco gotas de aceite de palma, diez gotas de aceite de coco, cinco gotas de ácido esteárico, una pizca de potasio, otra de sodio. Para aromatizar puedes añadir, por ejemplo, diez gotas de lavanda, pero si lo prefieres puedes utilizar cualquier otro aroma que te guste más.

CREMA DE ROMERO

Pon a hervir en una cazuela un vaso de agua y dos cucharadas soperas de hojas de romero secas. Deja que llegue a ebullición, apaga el fuego y tápalo durante aproximadamente ocho minutos. Fíltralo con un colador de tela. En otro recipiente aparte, pon una cucharada sopera de cera de abeja cruda, una cucharada de manteca de cacao, diez gotas de aceite de soja, que suavizará tu rostro, y diez gotas de aceite de almendras, que dará tersura y nutrición a la piel.

Ponlo todo al baño María y remueve con una cuchara de vez en cuando. Añade poco a poco la infusión antes obtenida, pero cuidado: en la primera cucharada de infusión que agregues debes diluir una pizca de bórax. Es mejor no echar mucho líquido, pues si queda muy fluido te será más incómoda la aplicación. Envásalo y déjalo guardado en el frigorífico, te durará al menos un mes.

La piel se renueva de forma natural cada cuatro semanas aproximadamente. La mayoría de las células muertas se eliminan con una limpieza rutinaria. Pero algunas de ellas permanecen adheridas a la piel, acumulándose y, por tanto, tapando los poros, impidiendo una correcta respiración y presentando un aspecto sin vida y falta de ese brillo natural característico de una piel sana. Para evitarlo se utilizan los llamados exfoliantes o *peelings*. Se trata de un sencillo tratamiento que fácilmente puedes llevar a cabo en tu domicilio una vez al mes. Observarás cómo tu piel queda suave, limpia y además cualquier producto que te apliques posteriormente penetrará mejor en ella, aumentando y mejorando sus resultados.

EXFOLIANTE DE LIMÓN

El limón es un cítrico que contiene pocas calorías y poco azúcar. Rico en vitamina C, si bebemos su zumo recién exprimido nos aportará grandes cantidades de potasio y calcio.

Muele en un molinillo de café tres o cuatro almendras naturales, añade un trocito de corteza de limón y una cucharadita tamaño de café de harina de avena, que encontraras fácilmente en herbolarios. Vuelve a moler. Obtendrás una pasta, con la que deberás masajear todo tu rostro, realizando movimientos suaves y rotatorios. Tras esta sencilla operación, retira los restos con agua fresca.

Si optas por seguir cuidándote, éste es el mejor momento para aplicar una mascarilla apropiada para tu tipo de piel.

EXFOLIANTE DE PATATA

Esta receta es muy adecuada para la piel de los hombres con tendencia a sufrir exceso de grasa. Corta una patata por la mitad y masajea con ella todo el rostro; elimina la loncha ya utilizada, pues debajo de ésta tienes patata limpia, fresca y lista para ser utilizada.

Las mascarillas también son cosa de hombres. Se trata de aportes extra que mejoran considerablemente el estado de la piel y ayudan a solucionar los problemas estéticos.

En el capítulo 8 encontrarás fórmulas naturales que te serán de gran utilidad.

Aplícate la mascarilla una vez por semana. Déjala actuar sobre tu piel el tiempo necesario para que surta efecto y retírala con una esponjita húmeda, a ser posible natural. Acto seguido aplícate la crema de tratamiento que utilizas habitualmente. Tan sólo tardarás unos minutos en realizar esta operación, que serán recompensados con una piel suave, fresca y mucho más agradable a la vista.

El olfato es el más instintivo de los sentidos, el más animal, el único con poder para lograr sumergirse en las profundidades del recuerdo. Las colonias masculinas ya no tienen esa antigua tendencia rústica con aromas a cuero y a madera, actualmente son fragancias más refinadas, secas, cálidas, con notas especiadas o herbáceas. Prueba las nuevas fragancias, de vez en cuando es necesario cambiar de olor, y por ello no vas a cambiar tu identidad. Si no te encuentras cómodo siempre tienes la fácil solución de retroceder y volver a usar tu aroma de costumbre.

Y hablando de olfato: la higiene corporal es una máxima dentro de los cuidados estéticos tanto del hombre como de la mujer. Procura utilizar a diario un desodorante que no cierre los poros, permitiendo la sudoración natural, función necesaria para el buen funcionamiento de nuestro organismo. Lo que sí es completamente necesario es que sea un producto capaz de suprimir los malos olores procedentes de la descomposición bacteriana del sudor. Echa un vistazo al capítulo 21, donde puedes encontrar varias recetas caseras de desodorantes que podrán serte de gran utilidad.

El vello corporal, como todo, es cuestión de moda. Actualmente se llevan los hombres sin pelo en el pecho. Atrás quedó el prototipo de macho peludo, con el vello asomando por el cuello de la camisa. Podemos buscar responsables en el mundo de la publicidad, sólo hay que fijarse en los torsos esculturales y carentes de pelo que lucen los modelos publicitarios y de pasarela. Los cánones de belleza evolucionan, cambian, y hombres y mujeres nos adaptamos a las corrientes de la moda. Así que, hoy en día, los varones también acuden a centros de belleza en busca de tratamientos que hagan desaparecer su vello, siendo hombros, espalda y pecho las zonas más solicitadas, aunque también los hay que prefieren una depilación integral. Para gustos no hay nada escrito. Salones de belleza mixtos se encargan de estos menesteres, aunque, ante la gran cantidad de hombres que actualmente solicitan estos tratamientos, cada día abren sus puertas nuevos centros de belleza específicamente masculinos: desde mi punto de vista son más cómodos, y sin riesgos de sufrir miradas molestas o inquisitorias.

Así que, hombres, ¡a sufrir!

La auténtica cruz masculina es, sin lugar a dudas, la caída del cabello. Su pérdida produce verdaderos quebraderos de cabeza entre el sector masculino. Champús, ampollas y acondicionadores anticaída abarrotan los estantes de productos destinados al consumidor masculino. Pero la añorada y deseada solución está aún por llegar. Mientras, lo más práctico es acudir a unos hábitos de limpieza y de alimentación ventajosos para la salud tanto del cuerpo como del cabello.

Como tónica general, recuerda siempre aclarar perfectamente tu cuero cabelludo, evitando dejar restos de champú o gel. Olvídate de la costumbre, que casi todas las madres inculcan a sus hijos, de echarte colonia en el pelo, ya que resulta totalmente nefasto. No dejes que se acumule grasa en el cabello, lo asfixiaría y caería inevitablemente.

Si decides aplicarte algún producto anticaída, ya sea de cosmética comercial o de cosmética casera, ser paciente y constante será el secreto de tu éxito. Como dice el refrán: «Zamora no se ganó en una hora»; y es que se trata de un problema de no demasiado fácil tratamiento, ya que las hormonas tienen mucho que ver en este tema y, hoy por hoy, y quitando los implantes capilares, no hay nada que haga crecer el pelo de un día para otro.

Por tanto, mi consejo es que trates de mantener el que tienes cuanto más tiempo mejor. Por ello, y si consideras que padeces o vas a padecer este problema en breve, cuanto antes decidas ponerle solución más fácil te resultará obtener buenos resultados.

La caspa es otro de los problemas que sufren muchos varones. Se trata de la aparición masiva y continuada de escamas procedentes del cuero cabelludo. Su aparición es debida a diferentes causas, pero su solución hoy en día es muy sencilla. Si la caspa está motivada por un exceso de grasa, habrá que luchar contra los dos problemas conjuntamente.

A continuación encontrarás una receta natural para cualquier tipo de cabello, otra para luchar contra los excesos de grasa y otra para combatir la caspa.

Champú de hierbas

Pon a hervir un vasito (100 cc) de agua, añade dos pizcas de romero y otras dos de hojas de saúco. Retira el recipiente del fuego y mantenlo tapado durante unos diez minutos, espera a que se enfríe y posteriormente cuélalo.

Por otro lado, mezcla en un recipiente dos yemas de huevo

con una cucharada sopera de ron y media taza de la infusión de romero y saúco. Bátelo muy bien, y ya estará listo para utilizar. Si consideras que es demasiado líquido, y por ello su aplicación te resulta incómoda, prueba a utilizar como champú la mezcla de clara de huevo y ron. Posteriormente, aplicarás la infusión como tónico capilar.

Es un error muy común pensar que los champús y los geles de baño que no hacen espuma no limpian. Pruébalo, te gustará.

CHAMPÚ DE NARANJA

Es una de las frutas más consumidas en el mundo, tiene vitaminas B, C, E y K, carotenos, calcio, fósforo, potasio, hierro y fibra. Se utiliza como descongestivo, suavizante, antiinfeccioso, calmante y relajante.

También mejora la salud del cabello graso ralentizando la secreción de las glándulas sebáceas.

Pon en un recipiente el zumo de una naranja previamente colado para eliminar los restos de pulpa. Añade dos cucharadas soperas de agua de rosas y otras dos cucharadas de vinagre de manzana. Mézclalo bien, y recuerda que obtendrás mejores resultados si lo utilizas nada más realizar el preparado.

CHAMPÚ DE LIMÓN

Esta receta viene utilizándose desde hace muchos años para eliminar el problema de la caspa.

Haz una infusión bien cargada de manzanilla. Déjala reposar en el recipiente, bien tapado, durante al menos treinta minutos. Una vez frío y colado, añade 100 g de jabón rallado, dos cucharadas soperas de glicerina y dos cucharadas soperas de aceite de limón; la batidora eléctrica te ayudará a hacer el resto. Remueve durante tres o cuatro minutos. Aplícate este champú masajeando suavemente el cuero cabelludo, y envuélvete la cabeza con una toalla seca durante diez minutos en el caso de que tengas el pelo largo. Acto seguido, enjuaga muy bien, evitando que quede cualquier resto de champú: el aclarado siempre es importante pero, en caso de tener problemas con la caspa, lo es aún más.

El ejercicio físico ha de formar parte de la vida de los humanos, independientemente del sexo al que se pertenezca. Las personas que lo han suprimido de sus hábitos cotidianos tarde o temprano se encuentran con unos kilitos de más instalados en la cintura y en el abdomen y unas formas demasiado redondeadas y poco favorecedoras. Si a esto le unimos el picoteo fuera de las comidas, alguna que otra copita y las ocho horas de trabajo sedentario, estoy segura de que, tarde o temprano, nos veremos obligados a cambiar de rumbo, pues con este ritmo de vida la salud también empeora.

Acudir a un gimnasio, a la piscina, andar, ir en bicicleta o sencillamente pasear a ritmo acelerado hará que te encuentres mejor contigo mismo, más vital y saludable, más guapo. Además ampliarás tu círculo de amistades y te ayudará a huir de la odiosa rutina diaria, ¿no merece la pena un pequeño sacrificio?

19

CULTO AL CUERPO

El deporte es algo que a los de nuestra especie siempre nos ha gustado mucho. Ventaja tienen los varones, que a lo largo de la Historia se han mostrado más interesados y más dispuestos a practicarlo. Sin embargo, son cada día más las féminas que se apuntan a una o más modalidades deportivas. Aunque siempre nos hemos mostrado más vagas y perezosas, en las últimas décadas estamos ganando puestos en el *ranking*. ¿Será el apasionado culto al cuerpo?, ¿o bien la preocupación por la salud y el buen estado físico? Quizá, simplemente, la sensación estupenda que queda tras una sesión en la que liberas toda esa adrenalina, unida a esa notable ayuda que nos proporciona para liberarnos del estrés acumulado. Sea por el motivo que sea, es una decisión acertada que debemos mantener y consolidar.

El deporte beneficia tanto a hombres como a mujeres. Nos mantiene ágiles, sanos, vigorosos, joviales, ayuda a disminuir la grasa corporal, incrementa la resistencia física y el tono muscular, así como la flexibilidad, ahuyenta al estrés y mejora la salud en general. No se trata de recorrer 100 kilómetros diarios en bicicleta ni de levantar 80 kilos en el gimnasio. Pero sí es necesario mantener un esfuerzo tolerable y constante durante 45 minutos como mínimo. ¿Por qué? Pues muy sencillo: la grasa corporal no comienza a quemarse hasta aproximadamente 45 minutos después de comenzar el ejercicio; mientras tanto, se queman las calorías ingeridas en el día.

Si no estás habituado a esto del deporte, o no lo practicas desde que abandonaste el colegio, comienza de forma suave: un poco de gimnasia en casa, unas clases de yoga, un paseíto a paso ligero, no utilices el coche a todas horas, no cojas habitualmente el ascensor... Poco a poco, el cuerpo va acostumbrándose a moverse y va ganando resistencia, con lo cual, a ritmo lento, podemos ir subiendo el listón, hasta un entrenamiento un poco más enérgico. Con el tiempo comprobarás que puedes correr una hora o más sin cansarte, jugar un partido de squash en lugar de una partida de mus, y hacer levantamiento de pesas en lugar de levantamiento de vidrio. Bromas aparte, es cierto que cuando comienzas a notar que esto funciona, que es divertido, que se hacen nuevas amistades, y que además puedes disfrutar de un fin de semana diferente a los típicos y rutinarios domingos, sentado frente al televisor, el deporte te engancha y llega a formar parte de tu vida. Una adicción muy saludable, ¿no es así?

Poco a poco van creándose hábitos físicos que van impidiendo que la grasa se acumule en nuestra musculatura. A partir de este momento, podemos olvidarnos del culto al cuerpo, pues todo comenzará a ir sobre ruedas.

Un completo chequeo médico medirá tus posibilidades.

El siguiente cóctel te ayudará a prevenir, evitar y superar las agujetas en el caso de que algún día te excedas practicando cualquier tipo de deporte.

CÓCTEL CONTRA LAS AGUJETAS

Exprime un limón, viértelo en un vaso, añade media cucharadita tamaño de café de carbonato de magnesio y llena el resto con agua. Bébetelo siempre antes de realizar cualquier ejercicio. Si consideras que un día te has pasado con el ejercicio, tómatelo también después y así evitarás las posibles agujetas.

El consumo previo de dátiles (por su magnesio), plátanos (por su potasio) y frutos secos (por su alto contenido en calorías) también te ayudará a mantener a raya a las tan temidas agujetas.

Recuerda que el mejor deporte es aquel que te hace disfrutar, de esta manera lo practicarás con ganas y de forma regular. Echa un vistazo a las siguientes opciones, aunque sólo se mencionan algunas de las posibilidades del amplio abanico existente en el mundo del deporte.

Marcha: es la actividad física más natural, más sencilla y más económica. Tan sólo hace falta proveerse de unas buenas zapatillas, que sean cómodas y que dejen respirar los pies.

Este deporte no tiene límite de edad ni de tiempo, sólo exige amoldarlo a las posibilidades de cada uno, y para ello nadie mejor que el propio interesado.

Lo ideal es mantener un mismo ritmo durante unos ocho kilómetros al día, aunque, para comenzar, con dos o tres será suficiente. Esto no deja de ser una generalidad, y como tal es muy relativa. Poco a poco, has de ir aumentando la velocidad de la marcha y el tiempo de duración del ejercicio.

No es nada prudente comenzar el paseo cuando se está haciendo la digestión, así como tampoco lo es practicarlo cuando el calor es excesivo. Estas normas son válidas para cualquier otro deporte.

También puedes probar a contraer los músculos del abdomen mientras dure el paseo, con ello conseguirás que se vayan ejercitando y, de esta manera, tu barriguita poco a poco irá tomando un aspecto más terso.

Tenis: nos encontramos ante otro fantástico deporte, ya que mejora el corazón, los pulmones, las articulaciones, los reflejos, los músculos, etcétera.

Exige un gran esfuerzo físico y, además, estar en plena forma. Un reconocimiento médico cardíaco y muscular, antes de decidirte a practicar este deporte, hará que te sientas más seguro. No es cuestión de asustar a nadie, pero las personas que no tienen hábitos deportivos han de comenzar a crear costumbre, conociendo siempre perfectamente sus posibilidades.

Unas buenas zapatillas, específicas para el tenis, y beber agua abundantemente y con regularidad son dos buenas bases para disfrutar de la raqueta.

Natación: durante el verano, la natación se convierte en el deporte por excelencia, aunque, gracias a que cada vez existen más piscinas climatizadas, el número de personas que la practican durante todo el año va en aumento.

Se trabajan gran cantidad de músculos, además de los pulmones y el corazón. No sobrecarga las articulaciones inferiores, debido a que en el agua el peso y la gravedad son menores.

Dependiendo de los diferentes estilos (crowl, braza, espalda o mariposa), haremos trabajar más unos determinados músculos u otros. Por ejemplo, la natación a crowl contribuye considerablemente a aplanar el vientre, además de desarrollar y fortalecer los músculos de la espalda y educarnos para acompasar la respiración.

Media hora diaria como mínimo es excelente. La natación es apta para todas las edades: una disculpa menos que tenemos para no practicarla.

También puedes realizar actividades aeróbicas dentro del agua, coreografías divertidas, aeróbic o aquagym. Es muy recomendable para personas con exceso de kilos u obesidad, ya que el agua aligera el efecto del peso sobre las articulaciones.

Ciclismo: se trata de un deporte muy completo, únicamente está contraindicado en personas con problemas de equilibrio, pero todos los demás podemos practicarlo y beneficiarnos de sus ventajas, salvo prescripción facultativa. La circulación, el sistema respiratorio, los músculos y la oxigenación se ven enormemente mejorados, e incluso ampliaremos el abanico de amistades.

Básicamente, podemos optar por la bicicleta de montaña o bien por la de carretera o de carreras. Esto es a gusto del consumidor.

Para comenzar, es aconsejable ir acompañado, ya que además de ser más ameno podremos contar con ayuda en el caso de que nos surja cualquier imprevisto. Obviamente, los no iniciados escogerán un itinerario sencillo y no abusarán en los kilómetros que se plantearán recorrer: de nada sirve emular a Induráin durante la primera salida, si al llegar a casa tenemos unas agujetas que nos impiden volver a coger la bicicleta en las dos semanas siguientes o, lo que es peor, nos llevan a aborrecer el deporte durante una buena temporada. Al comienzo, has de ir adiestrando tu cuerpo a una rutina que día a día te llevará a ir superándote.

Golf: es un juego que requiere grandes dosis de concentración, y, aunque ha estado considerado como un deporte elitista, cada vez son más los que lo practican. Fortalecerás tus brazos y piernas, aumentarás tu capital de amigos, te mantendrás en contacto con la naturaleza y ahuyentarás el estrés. ¡Ah!, y además puede ser practicado a todas las edades.

Windsurf: ¿te atreves a surcar los mares? Si tu residencia habitual se encuentra en tierra de secano, tendrás menos acceso a este divertidísimo deporte. No obstante, te aconsejo que si tienes posibilidades de practicarlo, aunque sólo sea una vez, lo intentes. Te hará vivir sensaciones incomparables.

Al placer del sol, las olas, las caricias del viento sobre tu piel, y esa incomparable sensación de libertad, se une la posibilidad de obtener un cuerpo duro como una roca, pues se trata de un ejercicio en constante lucha con el viento que hará que se refuercen tus brazos, piernas, espalda y abdomen.

Para comenzar, es casi imprescindible que recibas unas clases teóricas y prácticas, de lo contrario es muy probable que no obtengas buenos resultados y prácticamente no te moverás del sitio, decepcionándote y poniéndote de mal humor. Como en todo, la paciencia y la constancia harán que te conviertas en un excelente navegante. No seas intrépido y pretendas lanzarte a surcar los mares desde el primer día, podrías encontrarte ante una situación incómoda, como puede ser el no saber colocar la vela de la forma adecuada para regresar al punto de partida, y te lo digo por experiencia propia. Suerte, ¡y a disfrutar!

Patinaje: es también un ejercicio aeróbico excelente y, por cierto, últimamente muy de moda. El ejercicio aeróbico proporciona beneficios cardiovasculares, mejor oxigenación del organismo y una disminución progresiva de las reservas de grasa corporal.

Puedes optar por los patines tradicionales, los de ruedas en línea o incluso patinar sobre hielo.

Y recuerda declarar la guerra de una vez por todas al ascensor. Utilízalo sólo cuando vayas cargado de paquetes, maletas o bolsas de la compra.

Otro sencillo ejercicio puede ser pasear por la arena de la playa con el agua a la altura de los tobillos: mejorará enormemente el aspecto de tus piernas.

A la hora de salir de paseo por el campo, podemos encontrarnos con un inconveniente muy común: las picaduras de los molestos e insistentes mosquitos. A continuación paso a darte la receta de un ahuyentador natural de mosquitos que espero te sea de gran utilidad en las agradables tardes estivales.

LOCIÓN REPELENTE DE INSECTOS

Mezcla a partes iguales extracto de albahaca, extracto de limón y extracto de lavanda, aplícatelo por diferentes zonas de tu piel y conseguirás mantener alejados de ti a los incansables mosquitos.

20

AGUAS DE BELLEZA

Los beneficios que aportan las aguas mineromedicinales son conocidos desde la Antigüedad. Hoy en día se ponen a nuestra disposición en termas y balnearios que, aunando tradición con evolución, y salud y belleza con ocio, consiguen que disfrutemos de unos días excelentemente placenteros.

Cuatro mil años antes de Cristo, los egipcios ya utilizaban los baños con aceites perfumados para limpiar su espíritu de impurezas y energías negativas, además de para mejorar su estado anímico y emocional.

Los griegos y los romanos de la Antigüedad ya construían majestuosos edificios destinados a estos menesteres, lo cual denota la importancia que se les daba a las curas con aguas termales. Los mejores artesanos, escultores, pintores y constructores trabajaron para erigir estos centros de carácter público. Afortunadamente, algunos de ellos llegaron hasta nuestros días, y hoy hacen una sana competencia a los balnearios de última generación.

Algunas personas entienden el hecho de pasar unos días en un balneario como algo destinado a personas de la tercera edad. Nada más lejos de la realidad. Hoy en día, cada vez más jóvenes pasan sus vacaciones en este tipo de *spas*. Y es que el que lo conoce repite.

Las aguas mineromedicinales son aquellas que emergen de la tierra tras haber realizado un recorrido que las va cargando de diferentes minerales. Por tanto, y en función de su residuo seco, pueden ser cloruradas, ferruginosas, bicarbonatadas, sulfuradas, carbogaseosas... y cada una está indicada para mejorar y prevenir distintas dolencias y afecciones del organismo.

La talasoterapia es otra de las opciones a las que podemos optar a la hora de cuidar nuestra salud y belleza. La palabra proviene de los términos griegos *talasso* y *terapia*: mar y curación, respectivamente. Y es que Venus, la diosa de la belleza, era muy aficionada a esto de los baños.

Los tratamientos que ofrecen son muy variados; hay que tener en cuenta que cada centro trabaja con unos equipamientos diferentes, aunque los fines terapéuticos sean parecidos. Por ello, antes de acudir a un balneario es necesario informarse de cuál es el más apropiado para nuestras necesidades. Una vez en él, debes ponerte en manos de un experto en hidrología que te asesore sobre cuál o cuáles son los tratamientos más apropiados para ti.

Baños de burbujas: causan un efecto de relax inmediato, las burbujas que emanan de pequeños orificios repartidos por las paredes y el fondo de la bañera dan un relajante masaje al golpear una y otra vez contra la piel, dejándola suave y libre de restos de células muertas que pudieran estar acumuladas, creando un efecto parecido al *peeling*. Por otro lado, y aún más importante, regulan la presión sanguínea, produciendo una ligera vasodilatación. Muchas veces se añaden al agua de la bañera aceites esenciales con el fin de combinar hidroterapia con aromaterapia, un cóctel explosivo de salud y belleza.

Hidroterapia con agua de mar: se aplica a una temperatura aproximada de 37 °C, para aumentar la permeabilidad de la piel y para que todos los componentes del agua pasen al torrente sanguíneo por ósmosis. El agua de mar contiene oligoelementos, azufre, fósforo, potasio, calcio, magnesio, yodo y vitaminas A, C, D, E, K y PP.

Duchas subacuáticas: se aplican dentro de una bañera o piscina en la cual se proyectan sobre el paciente diferentes chorros de agua, variando en función de las necesidades el diámetro del chorro y la presión de éste.

Las duchas pueden ser escocesas, pulverizadas, de chorros, sobre una camilla, con masaje manual incluido...

• La ducha escocesa se basa en aplicar grandes chorros de agua con intención de tonificar la musculatura. Descongestiona las contracturas musculares, ayuda a eliminar la celulitis y relaja profundamente.

Otra variedad es el masaje energético multichorros que, realizado desde los pies hasta la cabeza, produce un efecto tonificante, mejora la circulación y elimina la fatiga.

• La ducha filiforme es la proyección a gran presión de finísimas gotas de agua por todo el cuerpo.

• El masaje Vichy se realiza sobre una camilla que está situada debajo de una ducha. Muy recomendable, por cierto.

Pediluvios: baños de contraste térmico, frío/calor, específicos para pies y piernas. Indicados generalmente para trastornos circulatorios, varices y cansancio.

Estufas: también conocidas por saunas de vapor de agua mineromedicinal. Algunas de estas estufas pueden ser naturales.

Sauna finlandesa: conocida y practicada desde tiempos inmemoriales por los beneficios estéticos y terapéuticos que ofrece. Elimina la fatiga, combate el estrés y ayuda al calentamiento para antes y después del ejercicio. Ayuda a eliminar los dolores del reuma, lumbago, ciática, dolores de espalda, ayuda a conciliar el sueño, suaviza la piel, elimina toxinas...

Fangoterapia: consiste en la aplicación de sedimentos minerales en las zonas que se pretenden tratar. Limos marinos de acción remineralizante, antiacneicos, que eliminan toxinas e impurezas, aportan luminosidad a la piel, reafirman y tonifican.

Algoterapia: consiste en aplicar por el cuerpo o en la cara emplastos hechos con algas y agua de mar que actúan como nutrientes, rejuvenecedores, revitalizantes, desintoxicantes, reafirmantes y oxigenantes; activan la circulación, atenúan las arrugas, adelgazan e iluminan la piel.

Aquagym: otra posibilidad que ofrecen muchos de estos centros es poder realizar gimnasia dentro de una piscina, donde se practican suaves ejercicios para tonificar la musculatura y obtener una relajación total.

Baños rusos, inhalaciones, ingestión de aguas, baños nasales, quiromasaje, drenaje linfático, aromaterapia, envueltos reafirmantes, *peelings* marinos, tratamientos faciales y un largo etcétera complementan los servicios que se pueden contratar en un centro termal.

Si tus posibilidades no te permiten deleitarte con los maravillosos tratamientos que te ofrecen los balnearios, prueba a realizarte en casa alguno de los siguientes baños.

BAÑO DE SALVADO

Para cuando la piel de tu cuerpo esté irritada, con picores e irritaciones, prueba a darte un plácido baño añadiendo al agua el siguiente preparado. Cuece en 2 l de agua 1/2 kg de salvado de trigo integral, cuélalo, y añade un chorrito de aceite de almendras dulces. Incorpóralo al agua de tu bañera y... a disfrutar del agradable placer que te ofrece el agua.

BAÑO DE HIERBAS

En función de los efectos que desees conseguir, se trata de hacer una infusión con dos puñaditos de las plantas elegidas, colar el resultado y añadirlo al agua de la bañera. Sumérgete en ella y disfruta de un placer de dioses. ¡Ah!, preferiblemente, la temperatura del agua no deberá exceder los 32 °C.

Como sugerencia, te diré que la menta tiene acción refrescante, la melisa es relajante y anima al sueño, la manzanilla abre los poros y calma, la cola de caballo ayuda a eliminar la celulitis, el espliego es relajante y el romero vivificante.

BAÑO DE MANZANILLA

Añade al agua de tu baño una infusión bien cargada de esta hierba junto con dos cucharadas soperas de leche en polvo. La inmersión no debe superar nunca los veinte minutos, sobre todo si el agua está muy caliente (debe estar en torno a los 37 °C).

Notarás una suavidad extraordinaria y tu cuerpo quedará enormemente relajado.

BAÑO DE EUCALIPTO

Muy apropiado para cuando se está constipado. Haz una infusión bien cargada de eucalipto y pino a partes iguales, añádela al agua de la bañera y... ¡a relajarse y mejorarse!

BAÑO DE POMELO

El pomelo es un cítrico rico en vitamina C que suaviza la piel; de las semillas se extrae un aceite que tonifica, relaja y que además es un gran antibiótico natural.

Si quieres hacer del baño casi una ceremonia y sentirte como una reina, prueba a licuar dos pomelos y echar su zumo junto con otros dos pomelos partidos por la mitad en el agua de la bañera. Conseguirás relajar tu cuerpo y tu espíritu.

Baño tonificante

Mezcla a partes iguales las siguientes plantas: lavanda, romero y castaño de Indias. Haz una infusión y cuélala.

Añade el resultado al agua de tu baño y... ¡a disfrutar!

Baño relajante

Mezcla a partes iguales malva, melisa, tila, manzanilla y espino blanco. Haz una infusión y fíltrala. Añade la mezcla a tu bañera... y sumérgete en este baño de placer.

Baño contra el cansancio

Ideal para después de un día agotador durante el cual el cansancio se ha apoderado de nuestra persona.

Mezcla a partes iguales romero, sal marina y salvia. Haz una infusión y añade el resultado al agua de tu bañera.

Baño de algas

De efectos remineralizantes, nutritivos, desestresantes y anticelulíticos, favorece los procesos de eliminación de toxinas. Haz una infusión con 25 g de las algas fucus vesiculosus y 100 g de sal marina. Sumérgete durante quince minutos y al final aclara con una ducha de agua templada.

Baño de leche

Desde que Cleopatra descubriera los maravillosos beneficios de los baños de leche, son innumerables las personas que sucumben ante la tentación de regalarse un agradable baño nutritivo y relajante con un producto tan habitual como necesario en nuestros hogares como es la leche. He aquí otra variedad de baño que también la incluye. Pruébalo: te gustará.

Vierte un litro de leche entera en el agua de tu bañera. Añádele dos cucharadas soperas de miel previamente disueltas en un litro de agua bien caliente. Esparce una taza tamaño de café de sal gruesa de cocina y remueve bien el agua. Aromatiza este baño con unas gotas de tu aceite esencial preferido. Si utilizas melisa, te relajarás aún más. Recuerda que no es conveniente que el agua esté a una temperatura superior a los 38 °C.

21

LA TRANSPIRACIÓN

La piel actúa como un tercer riñón, ayudando a eliminar sustancias de desecho que son solubles en agua. El sudor y la orina tienen, en su composición, muchas cosas en común. Uno de los sistemas que tiene nuestro organismo para regular la temperatura corporal es precisamente el sudor.

Por otro lado, cuando enfermamos, la sudoración es el mecanismo que utiliza nuestro organismo para sacar al exterior el calor que produce la fiebre. Y, cuando hacemos deporte o algún ejercicio físico fuerte, el sudor nos ayuda a eliminar el exceso de calor que se acumula en el interior de nuestro cuerpo.

Por tanto, nunca hay que impedir la sudoración, lo que hay que evitar es el mal olor que se produce por la descomposición de ciertos compuestos. Porque, aunque no lo creas, el sudor no tiene ningún olor, la mayor parte de su composición es agua (concretamente un 99,5 por ciento), el porcentaje restante son pequeñas cantidades de sales minerales que van disueltas en el agua.

Las encargadas de producir este proceso son las glándulas apocrinas y las ecrinas. Estas últimas son las más abundantes, ya que se encuentran a lo largo y ancho de toda nuestra piel, distribuyéndose principalmente en las palmas de las manos, los pies y la frente. Las apocrinas están localizadas sobre todo en las axilas y en las ingles, utilizando el vello como vehículo de vertido hacia la piel. El sudor que excretan estas glándulas tiene menor proporción de agua; por tanto, las bacterias que se hallan en la piel, al contacto con el sudor, producen el mal olor. Estas bacterias encuentran un paraíso terrenal en las axilas y en las ingles, ya que tienen todo lo necesario para sentirse estupendamente: calorcito, humedad y nutrientes. Para que la piel respire debemos liberarnos de vez en cuando de la gran cantidad de ropa que a veces portamos para protegernos del frío. Por ello, mientras estamos en casa es muy saludable llevar poca ropa, ¡si la temperatura lo permite, claro!

Con una buena higiene, además de mantener a raya el mal olor corporal, eliminamos la suciedad y un buen número de bacterias.

Huir de las prendas sintéticas y acercarnos a las de origen natural es un gran acierto. Es importante que la piel esté en contacto directo con tejidos naturales, por lo que se aconseja utilizar la ropa interior y las camisetas de algodón o seda natural.

Las prendas sintéticas de nueva generación en muchos casos aíslan extraordinariamente del frío, pero, como contrapartida, no permiten la transpiración necesaria para mantener nuestra salud en perfectas condiciones.

Mantener axilas e ingles depiladas reduce la superficie donde pueden depositarse las bacterias; se trata de una práctica cultural que en muchos países incluso está mal vista. Afortunadamente, en nuestro país es habitual y mejora, además de la imagen, la higiene. Por tanto, plantéate este hábito como rutina tanto en verano como en invierno.

La alimentación también desempeña un papel importante en los olores corporales. Está demostrado que una persona que se excede comiendo carne desprende un olor corporal mucho más intenso que un vegetariano. Los berros, la remolacha, la lechuga, las espinacas y las acelgas, por su alto contenido en clorofila, son unos desodorantes internos excelentes. No se trata de algo misterioso, simplemente este compuesto ejerce un efecto eliminador de las bacterias que al descomponerse producen el mal olor.

Debemos diferenciar entre productos antitranspirantes y desodorantes. A grandes rasgos, y para decirlo de una forma sencilla, los antitranspirantes impiden la sudoración natural, mientras que los desodorantes evitan la rápida proliferación de las bacterias que descomponen el sudor, provocando el indeseable mal olor corporal. Por ello, y para que la piel siga su proceso de eliminación de toxinas, nunca debemos utilizar antitranspirantes.

Debemos aplicar los desodorantes siempre con la piel muy limpia y seca. Un desodorante sobre una piel sudada, por muy bueno que sea, no resulta nada eficaz, pues, con la mezcla de olores, el resultado es desastroso. Ya sabes el refrán que dice: «es peor el remedio que la enfermedad». El desodorante frena la acción de las bacterias que provocan el mal olor, pero no hace que estemos más limpios.

Tampoco debes aplicar nunca un desodorante cuando la piel está irritada. Olvídate de usarlo si te acabas de depilar las axilas o te has quemado la piel por no tomar las oportunas medidas preventivas a la hora de tomar el sol.

A continuación, paso a contarte las recetas caseras de unos magníficos desodorantes, económicos y fáciles de realizar, con los que puedes obtener excelentes resultados.

DESODORANTE DE LIMÓN I

Mezclar el zumo de un limón, previamente colado, con una cucharadita tamaño de moka llena de bicarbonato. Esta receta proviene de México y es utilizada por muchas personas.

Desodorante de limón ii

El olor a sudor se combate con unas fricciones, después de la ducha o baño, con zumo de limón. Nunca te lo apliques después de haberte depilado, no es que sea malo, pero escuece muchísimo. Si lo que buscas es la comodidad, adquiere en cualquier herbolario un extracto o esencia de limón.

Desodorante de romero

El romero ya era todo un símbolo de belleza en la antigua Grecia. Este arbusto, al parecer originario de Asia Menor, ha sido utilizado a lo largo de la Historia en infinidad de fórmulas para mejorar el estado físico y estético de diferentes pueblos. También se emplea con fines culinarios.

Se trata de un arbusto que se ve con frecuencia en el campo y que resulta muy fácil de conseguir en cualquier vivero, si es que decides tenerlo en tu propio huerto o jardín. Por su fácil cultivo, es muy recomendable para principiantes en la jardinería. Resulta muy vistoso como planta ornamental, y se le incluye en el proyecto de muchos jardines.

Florece desde la primavera hasta el otoño, y se le puede sacar un gran partido a su recolección. Sirve para hacer desde una infusión para el desayuno o la hora del té hasta para fabricar un dentífrico casero, pasando por un tónico capilar para dar brillo al cabello y eliminar la caspa, o por un tónico facial. Desde luego, si tienes un poquito de terreno te aconsejo que lo plantes para así tenerlo siempre a mano.

Ésta es una receta con la que se obtienen muy buenos resultados, deja la piel confortable y fresca para todo el día.

Pon 100 ml de agua a hervir. En el momento de la ebullición, añade cuatro cucharaditas tamaño de café de hojas de romero secas. Apaga acto seguido el fuego y deja reposar la mezcla tapada durante diez minutos. Cuando esté frío, añade 20 ml de alcohol de 90°, diez gotas de extracto de hamamelis y cinco gotas de esencia de limón. Envasa el resultado, a ser posible en una botella de vidrio con vaporizador. La mezcla puede durar un mes tranquilamente.

El romero es un gran desinfectante, además de favorecer el riego sanguíneo; el hamamelis es calmante y el limón astringente, purificante y desinfectante: una mezcla capaz de ahuyentar los malos olores durante largas horas.

Obviamente, la aplicación ha de realizarse sobre una piel perfectamente limpia.

DESODORANTE DE ALUMBRE

El cristal de alumbre es un desodorante natural que puedes encontrar fácilmente en herbolarios. A simple vista es como si de una piedra de sal se tratara. Se utiliza aplicándolo sobre la axila previamente humedecida.

DESODORANTE DE SALVIA

Haz una infusión muy concentrada de salvia; con ella se obtienen muy buenos resultados, ya que esta planta tiene cualidades astringentes.

Otra opción más cómoda es adquirir el extracto ya comercializado de salvia. Puedes encontrarlo en herbolarios y tiendas del sector.

Desodorante de vinagre de manzana

Éste es otro de los desodorantes naturales que puedes utilizar. Procura que sea escaso de color, pues algunos vinagres mancharían tu ropa si te los aplicaras en demasía. Si puedes, opta por los de producción biológica, así será aún más natural. Son muchas las personas que lo utilizan a diario, pues da muy buenos resultados.

22

PIELES ACNEICAS

Existe una estrecha relación entre los problemas de piel y las alteraciones metabólicas y, sobre todo, hormonales. Las impurezas que presenta la piel son, a veces, un reflejo o una señal de alarma para comunicarnos que existe un desequilibrio interno al que hay que prestar atención. Las edades en las que se dan más casos de acné son las que van desde los doce años a los veinticinco, pero esto no quiere decir que fuera de esta franja de edad no existan personas que padezcan este problema. Cualquier piel madura puede volverse acneica en determinado momento de la vida. Durante la pubertad, los constantes desequilibrios hormonales son los causantes en muchos casos de este antiestético problema.

Las glándulas sebáceas que se localizan en los folículos pilosos son las encargadas de producir grasa. A veces la grasa no sale al exterior y se queda atrapada, inflamándose y ocasionando un granito.

La herencia genética, el uso de algunos anticonceptivos u otros medicamentos, una alimentación desequilibrada y poco natural, el estrés, el consumo excesivo de grasas e hidratos de carbono refinados están estrechamente relacionados con el acné.

Una alimentación rica en verduras, frutas, cereales integrales y legumbres y alejada de las «fritangas» es imprescindible para eliminar el problema: olvídate de las margarinas, las grasas industriales de bollería, las patatas fritas, los aceites refinados, y pásate a una alimentación más sana; además de tu piel, también te lo agradecerá enormemente el resto de tu organismo.

Acostúmbrate a utilizar aceites vírgenes de primera calidad, son más caros, pero si utilizas menos cantidad de la habitual, al final de mes el presupuesto para aceite habrá sido el mismo. Cambia cantidad por calidad, es una norma muy inteligente. Poco a poco irás acostumbrándote y te darás cuenta de la cantidad de aceites inútiles que has gastado e ingerido a lo largo de tu vida.

Consume alimentos ricos en vitamina A, B_6 y E, está demostrado que mejoran notablemente este problema.

La levadura de cerveza y el germen de trigo son dos productos indispensables en la cura del acné.

También la ingesta de depurativos naturales que ayuden a la eliminación de toxinas acumuladas en el interior del organismo ofrece importantes mejorías. Podemos destacar el extracto de cola de caballo y el diente de león.

La higiene externa ha de ser extrema, hay que evitar de todas las maneras posibles que la piel esté en contacto con ningún germen.

Ciertas plantas, como el espliego, la menta y el tomillo, están muy indicadas en pieles acneicas por su gran poder desinfectante. Otras, como la salvia y el ciprés, poseen efectos antisépticos y astringentes.

Lava tu cabello con frecuencia para evitar que la grasa contamine el rostro. Procura utilizar champús que regulen la producción de sebo.

Evita a toda costa extraer las espinillas y apretar los granos con los dedos, de esta forma te alejarás de posibles infecciones y propagaciones del problema: el acné por sí solo raras veces se infecta, a menos que se *estrujen* los granitos sin unas condiciones de asepsia adecuadas. ¡Ah!, y olvídate de la costumbre muy extendida de aplicar alcohol después de haber hecho la pifia, ya que su uso continuado quema la piel.

Para maquillarte elige un fondo que se adapte a tus necesidades. Mantén una limpieza extremada a la hora de llevarte las manos a la cara, y no olvides tener todos los útiles de maquillaje en perfectas condiciones de higiene.

Existe también la creencia errónea de que no es preciso proteger las pieles acneicas ante el sol. Sin embargo, esta piel, al igual que todas, necesita protegerse ante las agresiones fotosolares.

El estrés y el nerviosismo aumentan la producción de sebo. Es muy común que los adolescentes, en época de exámenes, vean recrudecido su problema; el uso de una infusión de hierbas tranquilizantes no viene nada mal para mejorarlo.

Prueba alguna de las recetas siguientes, seguro que notarás cómo día a día mejora el estado de tu piel. Aunque, como he dicho anteriormente, mejorar el estado del organismo es la base principal para solucionar este problema.

Peeling DE PATATA

Se trata de un exfoliante muy apropiado para las pieles con impurezas.

Pela una patata y hiérvela en un pequeño cacito, junto a un tomate maduro partido a trozos. Pásalo por el pasapurés y aplícalo sobre la piel limpia, manteniéndolo durante aproximadamente quince minutos. Transcurrido este tiempo, retíralo con abundante agua tibia. Olvídate de las esponjas: al estar casi permanentemente húmedas, son portadoras de gérmenes. Después aplícate tu crema de tratamiento habitual.

Esta receta puedes utilizarla una vez por semana, a menos que tu piel sea extremadamente sensible, en ese caso distanciarás las aplicaciones a una cada quince días.

Mascarilla de levadura

Fórmula muy propia para utilizar en casos en los que se tenga un exceso de impurezas.

Disuelve dos cucharadas de levadura de cerveza en un poquito de agua mineral y añade dos cucharadas de yogur natural. Si ves que la mezcla te ha quedado muy líquida, espésala con un poco de caolín, que encontrarás fácilmente en cualquier herbolario y posee un efecto astringente y purificante. Mantén esta mascarilla durante veinte minutos sobre tu piel y retírala lavándote la cara con abundante agua y sin utilizar ninguna esponja ni manopla de desmaquillado. Como se dijo antes, las esponjas, al estar constantemente húmedas, pueden acumular gérmenes y microbios. Tampoco es conveniente secar la cara arrastrando la toalla por el rostro, sino dando suaves toquecitos por toda la superficie.

Mascarilla de tomate

Pela tres tomatitos maduros y lícualos, añade el zumo de un limón y una cucharada sopera de caolín. Remueve bien la mezcla y aplícatela sobre las zonas afectadas por el acné. Esta mascarilla es bastante fluida, por lo tanto la posición más cómoda para aplicártela será acostada en la cama o en el sofá. Deja actuar durante diez minutos y vuelve a aplicar una segunda capa. Espera otros diez minutos y aclara con abundante agua.

Utilízala dos o tres días a la semana, con constancia notarás una gran mejoría del acné.

Mascarilla de yogur

Para realizarla, necesitas sencillamente medio yogur natural y una cucharadita de zumo de limón natural. Mézclalo bien y aplícatelo seguidamente por todo el rostro. Notarás un poquito de escozor en las zonas que tienes afectadas, pero se pasará rápidamente. Mantenla aplicada durante diez minutos y retírala con agua fresquita.

CREMA DE ESPLIEGO

Esta crema actúa como antiséptica, cicatrizante, regenerante y antiinflamatoria. Ayuda a curar afecciones cutáneas como acné y eccemas. También hidrata y suaviza la piel.

Pon en un cazo 30 g de cera natural de abeja y 125 g de aceite de almendras. La cera puedes encontrarla comercializada en escamas, si no te es posible adquirirla natural. Fúndelo al baño María y añade una pizca de bórax y dos cucharadas tamaño de café de lecitina de soja. Mézclalo todo muy bien, e incorpora poco a poco 90 ml de agua de rosas, que también puede ser de fabricación casera. Deja enfriar la mezcla y añade veinte gotas de esencia de espliego, podrás encontrarla en cualquier herbolario. Pasa la batidora a la menor revolución posible y envasa la mezcla en un recipiente preferiblemente de cristal que puedas tapar a rosca. Guárdalo en el frigorífico, te durará aproximadamente un mes.

ACEITE CICATRIZANTE

Para que lo utilices sobre las marcas que deja el acné u otras cicatrices. Pon 1/4 de l de aceite de almendras en un recipiente resistente al calor, añade una cucharada sopera de cola de caballo, una de hipérico y una de consuelda. Ponlo a calentar al baño María durante veinticinco minutos. Déjalo enfriar con el cazo tapado, y después fíltralo. Una vez frío, puedes añadir veinte gotas de extracto de espliego.

SECANTE DE AJO

La alicina que contiene el ajo le hace poseer propiedades antibióticas. Vitaminas A, B y C, yodo y colina complementan sus excelentes cualidades, por ello se utiliza desde hace más de cinco mil años: egipcios, romanos, fenicios y germanos ya eran grandes consumidores de esta planta.

Se trata de un tratamiento un tanto engorroso, por ello no hay muchas personas que se atrevan a utilizarlo. Personalmente, creo que el momento más adecuado para llevarlo a cabo es antes de irte a la cama, ¡siempre y cuando no duermas con un vampiro, y esto pueda ocasionarte el divorcio! Haz un pequeño zumo de ajo y aplícatelo sobre cada grano con un bastoncillo de los oídos.

Otra forma más sencilla es cortar un trocito de ajo fresco y ponerlo encima del grano. Recuerda que el ajo posee cualidades antisépticas, secantes y disolventes.

MASCARILLA DE ZANAHORIA

Tubérculo muy importante para la especie humana, ya que aporta gran cantidad de vitaminas y minerales, potasio, fósforo, hierro, caroteno, vitamina E y principalmente vitamina A.

Pon en la picadora una zanahoria cruda y fresca y muélela hasta que quede prácticamente hecha un puré. Añade una clara de huevo y mezcla bien. Acto seguido aplícala por las zonas con acné, dejándola actuar durante al menos diez minutos. Repite la operación dos veces por semana.

Recuerda que has de tener siempre las manos bien limpias antes de llevártelas a la cara, evitarás posibles aportes de gérmenes y bacterias en los granitos.

23

BELLEZA INTERIOR

La verdadera belleza resulta de la suma entre el equilibrio y la armonía de cuerpo y mente. Dice el refranero popular que «el rostro es el espejo del alma», ¡qué gran verdad! Aunque el cerebro y la piel parezcan dos órganos fisiológicos que nada tienen que ver, guardan una estrecha relación. Y si no, ¿por qué en épocas de excesivo estrés la piel está en peores condiciones?, ¿por qué nos ruborizamos?, ¿por qué sudamos más de lo normal en un momento de tensión?, ¿por qué a veces aparece la llamada piel de gallina? Todas estas preguntan y muchas más que podamos plantearnos encuentran respuesta en esta interrelación.

Lo primero que debemos hacer para ser felices y sentirnos atractivos es aceptarnos y respetarnos; apreciarnos, independientemente de lo que la gente pueda pensar o decir de nosotros o de los cánones estéticos impuestos por las modas del momento, al fin y al cabo, la opinión más importante es la propia. Si aprendemos a apoyarnos emocionalmente, a través de la autoaceptación, seremos capaces de reconocer más fácilmente nuestras virtudes y asimilar nuestros defectos. Acrecentaremos nuestra autoestima y dejaremos que nuestra belleza natural resurja. Tan sólo afianzando tu confianza en ti misma, considerándote tu mejor amiga, aceptándote tal como eres y valorándote conseguirás encontrarte a gusto con tu persona.

Muchas veces me pregunto por qué hay personas agraciadísimas físicamente, que cuadran con los cánones de belleza actuales, que no se encuentran a gusto dentro de su propia piel y están deseosas de probar técnicas revolucionarias que cambien su aspecto y destruyan su propia personalidad. Sin embargo, hay otras que, aun no siendo agraciadas, se sienten muy atractivas y completamente a gusto con su aspecto. ¡Quizá tan sólo sea cuestión de autoestima! El amor hacia uno mismo y la aceptación personal son las mejores curas de belleza que existen, ¡aprende a quererte!

La perfección como tal no existe: no hay cuerpos perfectos, ni caras perfectas, ni relaciones perfectas. Lo que a unas personas les parece maravilloso, a otras les parece espantoso, y así camina el mundo. No cometas el gran error de convertirte en una persona superperfeccionista, a la cual el más mínimo rasgo de imperfección le desagrada. No te desprecies, todo el mundo es imperfecto. Si eres tolerante, tanto contigo como con las personas que te rodean, te sentirás más feliz y harás la vida más agradable a los que están a tu lado. Apóyate, convirtiendo día a día los pensamientos negativos en positivos. Intenta ponerlo en práctica, y verás cómo cambia tu vida.

Mantén siempre una sonrisa, elevará tu estado de ánimo y el de las personas que se acerquen a ti, ¡ya sabes ese dicho de que «una imagen vale más que mil palabras»!

No te preocupes de lo que puedan pensar los demás respecto a tu persona. Tú te quieres, te aceptas y, como vulgarmente se dice, debería «importarte un pepino», allá ellos con sus circunstancias.

Esto no significa que no te esfuerces en crecer, en mejorar día a día en los distintos ámbitos personales, en tener objetivos, etcétera. Las metas y objetivos ayudan a dar significado a la vida y a que nos la tomemos con más ilusión y entusiasmo. Lo que es indiscutible es que cuando nos sentimos a gusto y conformes con nuestro aspecto somos más felices, estamos más radiantes y más contentas con el mundo externo en general.

Generar pensamientos positivos aumenta el bienestar. Intenta positivizar las pequeñas adversidades de la vida; es complicado, pero a la vez muy beneficioso: de todo se aprende, hasta de las cosas negativas que nos suceden.

En cuanto a los regímenes de adelgazamiento, recuerda que sentirse culpable por haberse permitido alguna «golosinada» o por haberse «saltado el régimen a la torera» no resulta nada positivo; borra el sentimiento de culpa de tu vida y deja de autocastigarte, piensa que un desliz lo tiene hasta el que más fuerza de voluntad posee. No te decepciones si fallas, te pegas un atracón o te permites un día especial dándote un festín de alimentos «prohibidos»; no tires la toalla, vuelve a intentarlo, si no el fracaso está asegurado.

También debemos aprender a agradecer el paso de los años, optimizarlo y aceptarlo como una parte inherente a la vida.

Quizá soy demasiado joven, y podría decirse que todavía veo los «toros desde la barrera», pero considero que envejecer no es un problema, sino todo lo contrario. La madurez lleva a un estado mental tranquilo y flexible, la confianza en uno mismo alcanza cotas antes inesperadas y el grado de crecimiento personal es máximo.

No lo olvides: tu piel refleja tu estado de ánimo. La tensión y el estrés contribuyen a que esté apagada, carente de brillo, aparezcan manchas y envejezca prematuramente. Una piel sana refleja un equilibrio emocional y una actitud mental positiva. Así que lo mejor será que intentes en lo posible equilibrar tus emociones, mejorar tu estado de ánimo, fomentar un crecimiento personal positivo y rejuvenecer tu espíritu. Son grandes secretos de salud, belleza y bienestar.

24

MANCHAS EN LA PIEL

Las manchas seniles aparecen en algunas personas desde los treinta y cinco años aproximadamente, y lo hacen en las zonas que han estado más expuestas ante el astro rey: cara, manos y escote. Suelen ser de color marrón, lisas, sin relieve y, aunque en su mayoría son inofensivas, no cabe duda de que afean el rostro.

La acumulación de un pigmento llamado lipofucsina es la causa de ellas en muchos casos. La acción de los radicales libres o el envejecimiento celular, una mala alimentación, el exceso de exposiciones solares, la falta de cuidados y el consumo excesivo de grasas de baja calidad influyen en su aparición.

La autoprotección que posee la piel para luchar contra las agresiones externas y las radiaciones solares se consigue gracias a unas células adaptadas para esta función llamadas melanocitos; cuando éstos producen un exceso de melanina que no se reparte por igual, acumulándose en zonas concretas, se crean las manchas de pigmentación.

Otros factores que influyen en la aparición de manchas cutáneas son la ingesta de algunos medicamentos, los tratamientos hormonales, el embarazo o la fotosensibilidad al sol. El cloasma, conocido también como «paño», afecta en concreto a las embarazadas; se trata de unas manchas que aparecen generalmente alrededor del contorno de los ojos, la nariz y la boca. Suelen desaparecer después del parto, pero es muy conveniente la utilización de cremas de alta protección solar que ayuden a disminuir su intensidad, ya que la exposición a la luz del sol aumenta considerablemente los cambios de color de la piel.

En el mercado cosmético existe gran variedad de concentrados, sueros, cremas e incluso mascarillas de tratamiento para eliminar estas manchas. Como en todo, unos productos son de mejor calidad que otros. No obstante, se trata de un problema que requiere constancia y paciencia, ya que una vez que las manchas aparecen cuesta bastante eliminarlas, si no se quiere recurrir al láser o a la cirugía. La prevención, sin duda alguna, es la clave del éxito.

Actualmente se utilizan muchos ingredientes de origen natural en la elaboración de productos cosméticos aclarantes para evitar la melanogénesis, como el extracto de hojas de morera blanca que contiene flavonoides.

LOCIÓN DE PEREJIL

Diferentes personas me han contado que con esta sencilla receta casera han conseguido excelentes resultados. Se recomienda en casos de hiperpigmentación localizada, provocada por un exceso de melanina. Algo tan sencillo y tan común en nuestra alacena bien merece una prueba.

Hierve durante diez minutos 30 g de perejil fresco en 1/4 de l de agua. Deja enfriar, cuélalo y envásalo en un tarro, preferentemente de vidrio. Aplícatelo en las zonas que quieras tratar mañana y noche, siempre sobre la piel perfectamente limpia.

LOCIÓN DE BERROS

Se utiliza para aclarar manchas y pecas. Licua unos berros frescos, te costará un poquito ya que no tienen mucho zumo, pero la cantidad que necesitas es muy pequeña. Con un bastoncillo de los de limpiarse los oídos aplica un poquito de este zumo sobre cada mancha por la mañana y por la noche. La constancia te llevará a obtener muy buenos resultados.

MANOS

Las manos son esas eternas sufridoras que están en contacto con innumerables agentes externos que se encargan de deteriorarlas. Por ello el cuidado diario te ayudará a conservarlas en perfectas condiciones y a mimarlas como ellas se merecen.

Si eres de las que no utilizan los guantes para nada y, como la mayor parte de las féminas, en mayor o menor proporción, tienes que andar entre fregoteos y demás labores domésticas, seguro que tus manos agradecerán enormemente unos pequeños, sencillos y económicos cuidados.

MASCARILLA PARA MANOS

Mezcla una taza tamaño de café de suero de leche con un vasito pequeño de infusión de manzanilla y de tila a partes iguales. Sumerge las manos en la mezcla durante diez minutos. Acláralas, sécalas y aplica una buena dosis de crema de manos.

FORTALECEDOR DE UÑAS DE ACEITE DE RICINO

Durante siglos se viene utilizando este secreto que pasa de madres a hijas para evitar la fragilidad de las uñas. El aceite de ricino las mantiene nutridas, por lo tanto, son más flexibles y por ello más difíciles de romper. Refuerza las uñas quebradizas y débiles.

Calienta la cantidad suficiente de este aceite como para sumergir en él tus uñas. Obviamente, han de estar limpias y sobre todo sin esmalte, ya que cualquier resto impediría la absorción del aceite. Mantenlas dentro del preparado durante al menos diez minutos, dos veces por semana.

Hay personas que lo utilizan a diario. Masajea cada uña con una gotita de aceite todas las noches antes de acostarte. Obtendrás resultados al cabo de un mes de utilizarlo.

Loción para uñas

Si tus uñas son frágiles y se resquebrajan fácilmente, prueba a aplicarte todos los días una infusión muy concentrada de hojas de cola de caballo; puedes recolectarla tú misma o, si no conoces la planta, adquirirla en cualquier herbolario.

Mascarilla de aceite de oliva

El zumo de la oliva madura se ha convertido en un alimento imprescindible en nuestra cocina mediterránea. El más beneficioso es el obtenido de la primera presión en frío, el llamado aceite virgen, que contiene altas cantidades de vitamina E.

Esta receta la han utilizado mujeres españolas desde hace un montón de años. Tú, probablemente, también la conozcas, pero no he querido pasarla por alto, por si acaso hay alguien que aún la desconoce.

Sumerge tus manos durante diez minutos en aceite de oliva templado y rebajado con un poquito de azúcar y unas gotas de limón.

Otra posibilidad consiste en hacer la mezcla, repartirla por las manos, y colocarse unos guantes de plástico, de los que se adaptan perfectamente a la forma de la mano, manteniéndolos también durante diez minutos. Tras retirar la mezcla, aplícate una buena dosis de tu crema de manos habitual.

Esta mezcla es, asimismo, muy apropiada para casos en los que las rodillas, los codos, los tobillos y los talones están extremadamente ásperos. Si no se cuidan de manera adecuada, tomarán un color más oscuro, dando la sensación de suciedad. Con ella notarás una gran suavidad y mejoría; estoy segura de que te gustará.

Mascarilla de manzana

Pon a macerar durante veinticuatro horas una manzana verde, previamente pelada y partida, en un recipiente que contenga un vaso de agua de rosas. Al día siguiente pon a hervir la mezcla hasta que la manzana esté cocida. Aplástala, como si fueras a hacer un puré, y añade harina de avena integral hasta que consigas una pasta lo suficientemente espesa como para poder aplicártela en las manos sin que chorree.

Ponte unos guantes de plástico y espera durante quince minutos para que ésta surta efecto. Aclara con agua fresca y aplícate tu crema habitual.

Esta mascarilla debes ponértela una vez por semana hasta que consigas una suavidad extrema en tu piel, momento en el cual podrás espaciar las aplicaciones.

Emplasto blanqueante

Haz una pasta con una patata cocida y pelada, a la cual añadirás dos cucharadas de leche entera y otras dos de miel fluida. Date un ligero masaje por las manos y ponte unos guantes de plástico.

Mantén esta mezcla durante al menos quince minutos, tras lo cual pasarás a lavarte las manos sin jabón y a aplicarte tu crema de manos habitual. Un buen momento para realizar este magnífico tratamiento es mientras ves una película, en el intermedio puedes aprovechar para retirártela.

26

PIES

Son los eternos olvidados, sólo nos acordamos de ellos en verano, cuando queremos lucir unas preciosas sandalias o exponerlos al sol en la playa o la piscina. Sin embargo, los pies reclaman a gritos nuestra atención durante todo el año, y sin duda alguna se la merecen, ya que transportan de un lado para otro nuestro pesado cuerpo. ¿Te has parado a pensar cuántos pasos das al día?, ¿y a la semana?, ¿y a lo largo de la vida? ¡¡¡Gracias, pies!!!

Los callos son una de las manifestaciones que vienen a demostrar las pocas atenciones que dedicamos a los pies. Son engrosamientos y endurecimientos de determinadas zonas de la piel ocasionados por una fricción constante. Los callos duros suelen aparecer sobre las articulaciones de los dedos, ocasionados generalmente por un calzado inapropiado, y muchas veces resultan dolorosos con el roce.

Seguir unas sencillas pautas te ahorrará dolores y malestares:

- Evita el uso de calzado incómodo, plástico o sintético, así como los calcetines o medias de fibras artificiales y excesivamente estrechos.
- Un tacón de vértigo resulta muy elegante y seductor. Déjalo para ocasiones especiales, pues las alturas machacan los pies, principalmente los pobres dedos.

- Andar descalzo por casa, al contrario de lo que antiguamente se creía, es una costumbre muy saludable. Practícala siempre que puedas.
- Mantén la piel de tus pies correctamente hidratada. Cuando te apliques la crema para después del baño, piensa que lo que hay un poquito más abajo del tobillo también se la merece.

  Utiliza periódicamente una lima para lijarte el exceso de células muertas y durezas que se acumulan principalmente en los talones. Hazlo siempre en seco y con una lima especial para este cometido. Aplica después una buena capa de crema hidratante. La piedra pómez es una muy buena aliada, tenla siempre cerca de la bañera, así no te olvidarás de utilizarla; recuerda que debes usarla sobre la piel húmeda.

- Nunca se te ocurra cortar un callo con unas tijeras. Podrías encontrarte con desagradables complicaciones. No dudes en acudir al podólogo ante cualquier problema.

  Utiliza almohadillas o anillos protectores que eviten el roce continuado. Puedes adquirirlos fácilmente en cualquier farmacia o parafarmacia.

- Si usas un callicida, no olvides proteger la piel sana con vaselina, de esta manera evitarás castigar las zonas donde no existe el problema.
- La aplicación constante de cremas a base de árnica, caléndula y ortiga ayuda a reducir las durezas.
- Existe en el mercado una hidroterapia de pies. Se trata de una cubeta, conectada a la red eléctrica, que una vez llena de agua expulsa unos chorros y burbujitas muy relajantes que ayudan además a mejorar la circulación sanguínea. Algunos modelos más completos están preparados con pequeños rodillos de masaje, piedra pómez, masaje para las plantas de los pies, etcétera. Si dispones de espacio en tu cuarto de

baño, te aconsejo que adquieras uno, sobre todo si pasas muchas horas de pie a lo largo del día. Puedes añadirle al agua cualquier esencia que mejore la circulación, o incluso rellenar la cubeta con la infusión de alguna planta descongestiva, por ejemplo: romero, cola de caballo, salvia, tila, ortiga, caléndula, lavanda, menta, árnica o incluso hasta una simple tila. Si añades un chorrito de leche entera, quedarán más suaves. Y con dos cucharadas soperas de sal marina tus pies descansarán. Nunca eches gel o productos que hagan mucha espuma, pues al ser un recipiente no demasiado grande, con el agua, las burbujas y tus pies, correrás el riesgo de que la espuma se derrame por el suelo.

- Indudablemente, una perfecta higiene mantiene alejados muchos males de nuestros pies.
- Una buena pedicura te ayudará a mantenerlos en perfecto estado.
- Si realizas una exfoliación corporal, no excluyas tus pies, ellos se verán igual de beneficiados que cualquier otra parte de tu cuerpo.
- No olvides utilizar un calzado adecuado cuando pasees por zonas donde haya humedad. Vestuarios, piscinas, parques acuáticos... son el paraíso terrenal de los hongos, donde proliferan a su libre albedrío.
- Cuando tus pies se resientan tras un largo paseo, o después de una larga jornada en la que hayas permanecido mucho tiempo de pie, prueba a meterlos en la bañera y, con la ducha a la mayor presión, dales un baño de agua templada, para luego continuar con caliente y finalizar con agua fría. Tus pies seguro que te lo agradecerán, notarás un agradable alivio.

Mascarilla de aguacate

Últimamente, en verano, es muy habitual calzarse con preciosas sandalias que dejan al descubierto esos eternos olvidados que son nuestros pies. Y, para su lucimiento, éstos tienen que estar en perfectas condiciones de hidratación y de nutrición.

Prueba a aplicarte el siguiente preparado tras la ducha, verás cómo notas una gran diferencia. Mezcla un aguacate muy maduro y medio yogur natural. Aplícalo sobre los pies y ponte unas bolsas de plástico para que te ayuden a mantener el calor, además te sentirás mucho más cómoda si sabes que no vas a manchar nada que se encuentre cerca de ti. Transcurridos unos veinte minutos, aclara de nuevo los pies y aplícate una crema corporal hidratante o, en su falta, una crema de manos. En este libro, podrás encontrar más de una receta de tu agrado. Repite periódicamente este tratamiento, así mantendrás tus pies en perfectas condiciones, al menos durante la época estival.

Baño de pies

Introduce durante diez minutos, aproximadamente, tus pies en un baño de agua caliente al que habrás añadido medio vaso de vinagre de manzana. Sécalos y aplica una buena dosis de aceite de almendras, o de tepezcohuite templado. Notarás una suavidad extrema.

Emplasto de ajo para los callos

Las excelentes propiedades del ajo eran conocidas por el pueblo egipcio, heredándolas hebreos, griegos y romanos. La aliina es el activo fundamental de este alimento o condimento. Contiene, entre otros, calcio, vitamina C y fósforo.

Machaca en un mortero unos cuantos ajos pelados. Aplica esta pasta sobre las zonas que quieras tratar. El olor no es demasiado agradable, pero los resultados merecen la pena.

Desodorante de mentol

El efluvio que emanan los pies es desagradable donde los haya. Muchas personas preocupadas por su higiene sufren por padecer este problema.

Una receta de los antiguos llegada a nuestros días puede ayudarte enormemente, es fácil, cómoda y barata, y a muchas personas les da un resultado infalible.

Mezcla medio bote de polvos de talco, aproximadamente 50 g, con una cucharadita rasa tamaño de café de ácido bórico en polvo. Añade una cucharadita de café de mentol en polvo, ¡y listo para utilizar!

Has de ponerlo siempre sobre los pies limpios y secos. Su efecto te durará varios días, depende de cada persona.

Puedes espolvorear el interior de tus zapatos y deportivas para eliminar el olor acumulado. Si consideras que el olor persiste, aumenta la cantidad de ácido bórico hasta llegar a un equilibrio a partes iguales con los polvos de talco.

Talco de arroz

Pon en un recipiente 100 g de arcilla blanca, 100 g de harina de arroz y 40 gotas de esencia de salvia. Espolvoréalo sobre tus pies perfectamente limpios.

Desodorante de hierbas

Prepara un pediluvio con la siguiente decocción: dos puñados de hojas de romero frescas, otros dos de hojas de menta, dos de hojas de salvia y uno de bayas de enebro. Una vez que hierva el agua, añade la mezcla de hierbas, apaga el fuego y espera, con el recipiente tapado, hasta que el agua esté lo suficientemente templada como para poder introducir los pies durante diez minutos. Conseguirás mantener alejados los malos olores de tus pies. Hazlo una vez por semana, poco a poco podrás ir distanciando el tratamiento.

Otra mezcla con la que también se consiguen muy buenos resultados es la obtenida con las siguientes plantas realizando los mismos pasos que en la anterior receta: un puñado de hojas de menta fresca, otro de orégano, tomillo y sándalo y medio puñado de hojas de romero.

Puedes envasar cualquiera de las mezclas en un recipiente que tenga nebulizador y pulverizar los pies varias veces al día, siempre después de la ducha. Te servirá como desodorante. Procura mantener el frasco en el frigorífico.

Mascarilla de nata

Últimamente, la moda de llevar sandalias reducidas a la mínima expresión nos recuerda que los pies, los eternos olvidados, también requieren cuidados.

De vez en cuando, aplícate esta mascarilla sobre los pies para premiarlos y compensarlos por los eternos sufrimientos que padecen, sometidos a los calcetines de fibra, los zapatos cerrados, las botas estrechas, las largas caminatas y un largo etcétera de torturas.

Mímalos con la siguiente fórmula: tres cucharaditas tamaño de café de harina integral de trigo, media taza de las de café de nata líquida y una cucharadita tamaño de café de zumo de limón. Aplica con un pincel en ambos pies, incluyendo la planta. Cuando la mezcla se haya secado, retírala con agua abundante, seca suavemente con una toalla y aplica una buena dosis de tu crema corporal hidratante.

Pies ásperos

Mezcla en un recipiente una cucharadita tamaño de café de leche entera, una de sal marina y una de polvo de piedra pómez. Masajea, a modo de *peeling*, todas las zonas ásperas.

Aclara después con agua fría y aplica una buena dosis de crema hidratante. Esta fórmula también puedes utilizarla en otras zonas ásperas, como pueden ser los codos y las rodillas.

27

PIERNAS DE ESCÁNDALO

Trabajar muchas horas de pie ocasiona una desagradable sensación de cansancio y pesadez en las piernas debido principalmente al estancamiento de la sangre.

Muchas veces es inevitable estar de pie mucho tiempo, por ello se deben tomar a menudo algunas medidas que contrarresten, dentro de lo posible, esta acumulación.

Siempre que puedas, coloca tus piernas en alto. A la hora de dormir, es una buena costumbre colocar una almohada debajo de los pies para que queden un poquito más elevados que el resto del cuerpo. Hoy en día, con las camas articuladas, se facilita mucho la posibilidad de poner en práctica esta elección.

Date, siempre que puedas, un masaje, desde la planta del pie hasta la ingle. Utiliza para ello cremas que mejoren y activen la circulación sanguínea.

A la hora de ducharte, nunca lo hagas con agua excesivamente caliente. Finaliza siempre con agua fría. Cuando saborees la mejoría, lo convertirás en una rutina imprescindible. Para que te resulte más agradable, procura ir enfriando la temperatura del agua progresivamente, hasta terminar con agua fría.

Si tu trabajo te obliga a permanecer muchas horas sentada delante de un ordenador, efectúas cualquier otra actividad de tipo sedentario, o bien realizas largos viajes, procura levantarte al menos cada dos horas y pasear durante cinco o diez minutos, para así mover todas las articulaciones. Mientras permaneces sentada mueve de vez en cuando los dedos de los pies y cambia las piernas de posición.

No utilices a diario ropa estrecha que te impida una correcta circulación sanguínea. Tampoco abuses del uso de los tacones excesivamente altos, ni de los zapatos que carecen de tacón, ¡ya sabes que en el término medio está la virtud!

No te propases en cuanto a las exposiciones solares, ni permanezcas demasiado tiempo ante una fuente de calor. El calor dilata las venas y hace que se recrudezcan los problemas circulatorios.

Mantén un peso saludable. Piensa que todo lo que te sobra también han de transportarlo tus piernas. No las hagas trabajar más de lo que ya lo hacen, o con el tiempo te pasarán factura.

Tabaco, alcohol y píldora son los eternos enemigos de una correcta circulación. Mantente alejada de ellos.

La flebitis es una afección muy frecuente, relacionada en muchos casos con problemas de coagulación. Para decirlo de una forma simple, se trata de un problema circulatorio: en el interior de una vena se forma un coágulo que impide la circulación de retorno hacia el corazón. Los síntomas aparecen con manifestaciones de dolor, inflamación y calor local.

Las varices son dilataciones anormales de las venas superficiales de las piernas, complicando así la circulación sanguínea. Los dolores que éstas ocasionan y lo antiestéticas que resultan nos obliga a cuidarnos para mantenerlas alejadas, y si ya han aparecido intentar mejorarlas. Todas las varices tienden a aumentar en tamaño y en número; sin embargo, se puede hacer mucho por prevenir este desarrollo.

Aparte de estos consejos, quiero dejar constancia de que existe un tratamiento quirúrgico. Hay diversas técnicas, aunque actualmente se está utilizando mucho la incisión puntiforme. Esta técnica consiste en la extracción de la variz a través de pequeños orificios que se realizan con agujas especiales de 0,6 mm de espesor, que no dejan cicatriz. Se trata de un tratamiento exclusivamente médico y, como siempre, hay que asegurarse previamente de que nos ponemos en buenas manos. No obstante, cada día se avanza más en la investigación de nuevas técnicas y aparatología destinada a este fin. El láser también desempeña un papel importante a la hora de eliminar las varices.

El uso de determinadas plantas y extractos vegetales estimula la microcirculación, descansando y relajando las piernas castigadas: alcanfor, mentol, hamamelis, castaño de Indias, limón...

CREMA CORPORAL

Esta receta la encontré en una revista en la que se hablaba de las costumbres cosméticas de una afamada princesa. Pruébala, estoy segura que te hará sentir como una auténtica reina, sobre todo cuando tu piel esté estresada y castigada por los excesos solares.

Tras un baño con hierbas relajantes, o una ducha con un gel aromaterápico, prueba a aplicarte con un guante de crin la siguiente mezcla: medio yogur natural y tres cucharadas de aceite de almendras. Si lo consideras demasiado pringoso para lo que tú estás acostumbrada, aplícatelo antes de la ducha, déjalo actuar unos minutos, y evita utilizar ningún gel de ducha o baño. Pruébalo, no te arrepentirás.

CREMA DE GERMEN DE TRIGO PARA PIERNAS

Es destacable su alto contenido en vitaminas A, B, D y E; manganeso, cobalto y cobre también son sustancias que contiene este derivado del trigo.

Mezcla en un recipiente dos cucharadas soperas de glicerina líquida, otras dos de aceite de germen de trigo, dos de aceite de oliva de primera presión en frío, una yema de huevo y una cucharadita de postre de miel. Aplícalo en todo tu cuerpo, espera veinte minutos y date una ducha con agua templada tirando a fresquita. No hace falta que utilices gel, es mejor que el agua se encargue por sí sola de eliminar los restos. Tu piel quedará suave y radiante. Un buen momento para utilizarla es el verano, cuando la piel está más reseca y necesita aportes vitamínicos.

28

MAQUILLAJE

Siempre hay una fecha o un momento especial, alegre y entrañable en el que te apetece estar más guapa que nunca. Para muchas mujeres, debido a su profesión, a su ritmo de vida o a su costumbre, el maquillaje es el pan nuestro de cada día. Pero ¿quién no tiene una cena, una fiesta o una reunión de amigos, en la que le apetece más que nunca estar espléndida y radiante?

Con el maquillaje se pueden conseguir resultados inimaginables. Un maquillaje discreto realza los rasgos, sin percibirse apenas que la cara está retocada. Se pueden quitar o poner años, dependiendo del resultado que se quiera conseguir, esconder pequeños defectillos, resaltar los rasgos más bonitos que poseemos, etcétera. Sin embargo, un maquillaje estridente, tipo «bote de pinturas ambulante», da una imagen artificial, delata los defectos y empobrece las facciones.

El maquillaje siempre está sometido a constantes cambios de moda. Personalmente creo que, con independencia de lo que se lleve o se deje de llevar, hay técnicas y colores que favorecen y otros que no. Así que el secreto está en seguir de cerca la moda, pero sin pasar por alto las características de las facciones de cada persona.

La gama de color bien vale un pequeño esfuerzo económico, ya que se trata de cosméticos que duran bastante tiempo en nuestro fondo de neceser, debido a que las cantidades que se utilizan son muy pequeñas.

Analiza detenidamente cuál o cuáles son los rasgos más bonitos de tu rostro, y reálzalos al máximo. Recuerda siempre que durante el día tu maquillaje ha de ser suave y natural y la mejor manera de conseguirlo es maquillándote siempre delante de un espejo iluminado con luz natural.

Antes del maquillaje siempre hay que preparar la piel, para recibir el color, con una limpieza profunda, la aplicación de un tónico y una base de maquillaje hidratante sobre la piel.

Si tus ojos están hinchados, ve a la página 47, allí encontrarás algunas fórmulas que te serán de gran ayuda. Después aplícate siempre una buena crema especial para el contorno de los ojos.

Antes de la crema de tratamiento o del maquillaje se puede aplicar una ampolla de las llamadas *flash*, sobre todo en pieles átonas y con problemas de arrugas. Su principal virtud es que la piel queda más estirada y, como consecuencia, desaparecen las arrugas durante al menos seis o siete horas. Luego, como en el cuento de *La Cenicienta*, el efecto desaparecerá.

Aquí tienes una estupenda receta casera.

TÓNICO FLASH

Prepara una infusión de té muy cargada. Déjala reposar, cuélala y métela en el frigorífico, envasándola previamente en un recipiente con nebulizador. Una vez frío, y antes de aplicarte tu crema base de tratamiento, pulveriza sobre el rostro y el cuello.

Espera a que se seque y vuelve a repetir la operación otras dos veces, secando siempre entre una nebulización y la siguiente. Aplica tu crema o, en su lugar, la base de maquillaje. Es un truquito muy antiguo que te ayudará a parecer más joven.

A la hora de aplicarte el fondo de maquillaje, tienes dos opciones: extenderlo con las yemas de los dedos o bien con una esponjita creada para este menester, que puedes encontrar fácilmente en perfumerías. Es cuestión de costumbre y de comodidad. Grandes maquilladores profesionales utilizan una u otra técnica, según su gusto. Si optas por utilizar esponjita, ésta ha de estar siempre limpia y en perfectas condiciones. Su bajo precio hace que puedas cambiarla tantas veces como quieras. Humedécela ligeramente con agua fresca antes de utilizarla. Impregna una esquinita de la esponja con una pequeña cantidad de producto y reparte perfectamente por toda la piel realizando suaves movimientos circulares.

Elige siempre un color de maquillaje muy similar al tono de tu piel; a lo sumo, un tono más oscuro. De esta forma evitarás el efecto «careta» que tan antinatural queda. Escoge un fondo amalgamable a la epidermis, con la cual pueda fundirse y crear una transparencia capaz de confundirse con la piel.

Es conveniente que optes por productos antialérgicos y de extraordinaria calidad. La duración sobre tu piel será más larga, y además éstos suelen venir provistos de agentes protectores e incluso de tratamiento.

Si tu piel tiene problemas (acné, exceso de grasa o extrema sequedad), elige una base de maquillaje que te ayude a mantener el problema a raya. Piensa que si tu piel es grasa y utilizas un maquillaje para pieles secas, los brillos podrán divisarse desde veinte kilómetros a la redonda. Exageraciones aparte, resultaría contraproducente, pues, al estar pensado para pieles secas, activaría aún más la producción de sebo. Por el contrario, un buen fondo de maquillaje para pieles grasas consigue quitar el exceso de aceites naturales sin irritar la piel, impide la evolución de la seborrea y evita la formación de comedones.

Para que tus pestañas queden como abanicos, aplícales una primera capa de máscara, conocida como rímel, y espera a que se seque. Empólvalas suavemente con unos finísimos polvos translúcidos y aplica una segunda capa de máscara, de esta forma te quedarán más largas y espesas.

Los pelitos han de quedar sueltos, los profesionales utilizan una aguja o alfiler para separarlos uno a uno, tarea muy pesada pero con la que se obtienen grandes resultados. Nunca utilices esta técnica si tienes prisa, los nervios y los alfileres cerca de tus ojos no son buenos aliados.

Si no quieres maquillar tus pestañas a diario, puedes optar por teñirlas. El color durará aproximadamente dos meses. Si vas a teñírtelas en casa, provéete de un tinte específico para cejas y pestañas. Nunca utilices el tinte para el cabello, pues lo mejor que puede pasarte es que te quedes sin pestañas, y lo peor, que dañes tus ojos irreparablemente.

Utilizar rizadores de pestañas es un hábito muy común entre las mujeres occidentales. Se consigue un efecto más cálido en la mirada y una apariencia de pestañas más largas, pero su uso continuado puede debilitarlas; por ello, te aconsejo que sólo lo utilices en ocasiones especiales, que, si te paras a pensar, son muchas, pues la vida de una mujer está llena de momentos en los que nos apetece encontrarnos más guapas.

Otra opción es ir a un centro estético para realizarte una permanente de pestañas. Te pondrán, casi en cada pelito, un diminuto bigudí que, con la ayuda de unos líquidos rizadores, cambiará la forma de tus pestañas.

No descuides la forma de tus cejas. Acude a un centro de estética para que un buen profesional las perfile dándoles la forma más apropiada. Después, si no quieres acudir constantemente al salón de belleza, basta con que vayas eliminando los nuevos pelitos. Cuando observes que la línea de las cejas se ha vuelto a perder, acude de nuevo a tu esteticista.

Dibuja el contorno de tus cejas, intensificarás y acentuarás tu mirada. Personalmente, creo que es más fácil y más rápido aplicar una sombra de ojos apropiada para cejas con un aplicador de esponjilla, que ponerse a pintar pelo por pelo con un lápiz de cejas; además, ha de estar perfectamente afilado, cosa que casi nunca suele ocurrir, con la consecuente pérdida de tiempo que lleva el tener que sacarle punta. Soy partidaria de dejar esta técnica para momentos en los que se disponga de tiempo.

Vaporizar tu rostro con agua fría fija durante más tiempo el resultado de un buen maquillaje. Muchas artistas y modelos tienen siempre en su frigorífico un estupendo y socorrido bote de agua mineral, aparte de llevar en el bolso de mano otro de menores dimensiones. Lo puedes adquirir en centros de belleza y farmacias. La ventaja de esta agua previamente envasada es el finísimo tamaño de sus gotas, que humedecen sin mojar. Un halo ligero proyectado sobre tu piel será suficiente. Piensa que con una aplicación excesiva se pueden correr los colores.

Perfilar y colorear los labios en tu tono preferido terminará por hacerte sentir la mujer más atractiva.

29

BELLEZA ULTRARRÁPIDA

El ritmo trepidante en el que viven muchas mujeres hoy en día (trabajo, casa, niños, marido, compras...) las lleva a disponer de muy poco tiempo para sus cuidados personales.

Por otro lado, las exigencias de la forma de vida actual las llevan a acudir a un sinfín de compromisos ineludibles (laborales, familiares o simplemente de ocio), obligándolas a estar a la altura de las circunstancias y, además, ¡con buena cara!

Saber rentabilizar los escasos minutos de los que dispones con curas ultrarrápidas, retoques mágicos y maquillajes ultrasónicos te sacará de más de un apuro. Es imprescindible saber organizarse bien y tener siempre a mano los productos necesarios.

Una buena ducha, rápida pero relajante, te ayudará a eliminar parte del cansancio acumulado. Caliente al principio para relajar y fría al final para reactivar, tonificar y dar vitalidad. Elige un gel aromaterápico, te servirá para cargar las pilas de nuevo.

El segundo paso será la hidratación corporal. Para poder hacerlo más rápidamente, ten siempre una crema corporal de las que hayas formulado tú misma en casa, que sea más fluida de lo normal, y que puedas aplicarte con un vaporizador. Terminarás en un periquete, tres o cuatro nebulizaciones serán suficientes para que la piel de tu cuerpo quede en perfectas condiciones. Si no tienes tiempo ni para hacerte tus cremitas caseras, en el mercado existen este tipo de productos, que ya vienen estudiados para ser utilizados en situaciones en las que se dispone de muy poquito tiempo. Su textura ligerísima se absorbe inmediatamente, sin tener que perder tiempo masajeando, y su envase con vaporizador hace que la aplicación sea ultrarrápida. Algunos vienen preparados con aromas relajantes o vivificantes, según las necesidades; realmente, son productos muy interesantes.

La tercera etapa consiste en preparar la piel para recibir el maquillaje. Desmaquilla tu rostro, la forma más rápida es utilizando un jabón desmaquillador específico para tu tipo de piel.

Procura tener el tónico en un vaporizador, te resultará más cómodo y más rápido que cortar el algodón y aplicártelo con pequeños toquecitos.

Nada mejor para un rostro cansado que aplicar una ampollita de las conocidas por efecto *flash*. Aportará a tu rostro un efecto de «planchado» inmediato. Se trata de fórmulas concentradas en activos hidratantes, tensores y regenerantes, que producen un efecto anticansancio, generando una sensación de tirantez en el rostro que esconde las arrugas. Hacen verdaderos milagros, lástima que, unas horas después, las arrugas vuelvan a su sitio; es como en el cuento de *La Cenicienta*, al pasar cierto tiempo pierden su mágico efecto, aunque normalmente duran lo bastante como para salir del paso y con la cara bien alta.

Una crema de tratamiento o una base de maquillaje dejarán preparado tu rostro para esconder esos pequeños defectillos que todas tenemos, y ayudarán a resaltar todas esas partes bellas de nuestro rostro.

El corrector de ojeras es uno de los inventos más estupendos a la hora de disimular la mala cara y los estragos del cansancio. No sólo se pueden poner en las ojeras, sino en granos, rojeces, marcas o zonas que se quieran iluminar. Aplícate un corrector de ojeras muy claro sobre el párpado superior; conseguirás un efecto mucho más luminoso en tu mirada.

El siguiente paso es aplicar el fondo de maquillaje, muy importante a la hora de obtener un buen resultado final, sobre todo si quieres conseguir un efecto natural. Dedícale el tiempo suficiente para no dejar huellas ni pegotones de producto. La mala difuminación ya sabes que aporta ese efecto careta que tan feo y antinatural resulta. En la página 213 encontrarás más información que puede servirte de ayuda.

En el mercado cosmético te resultará muy fácil encontrar iluminadores; hoy en día todas las casas de alta cosmética los tienen. Son productos que pueden aplicarse antes o después del fondo de maquillaje; su misión es aportar un golpe de luz a la piel. Aparentemente no se notan, no son brillantinas ni nada por el estilo, se trata de compuestos que reflejan la luminosidad, dando un aspecto más vital e impresionante. Puedes aplicarlos en las zonas que más desees destacar. Párpados, parte central de la frente, barbilla, pómulos... Si los pruebas te puedo asegurar que te convertirás en una adicta, y no podrás prescindir de ellos.

En cuanto a los párpados, utiliza siempre tonos cálidos y claros, que dan un aspecto más relajado al rostro. Aplícate de base un iluminador, que dará mucha más luz a tu mirada. Una suave línea en el borde del párpado hará que tus ojos resalten más. La línea color vainilla en el interior del párpado hace más grandes los ojos y ayuda a iluminarlos. Te recomiendo que hagas pruebas en un momento relajado, así sabrás de antemano cómo le queda a tu rostro. Cuando hay prisa, los experimentos no suelen salir demasiado bien.

Una buena máscara de pestañas, de esas que alargan y aportan volumen, hará que tus ojos causen sensación. Aplícate una sola capa, ya sabes que, muchas veces, en la segunda aplicación queda algún pegote. Si esto ocurre, perderás unos segundos en enmendar el estropicio, tiempo que, si vas con prisas, puede ser más que considerable. Si tus ojos son sensibles, o llevas lentillas, procura utilizar máscaras específicas para ojos delicados. Son un poquito más caras, pero bien merece la pena.

En cuanto a los labios, has de tener muy en cuenta el horario de la cita; si es de día, simplemente con un brillo de labios conseguirás excelentes resultados. Procura elegir tonos que den luminosidad al rostro, pues te ayudarán a esconder el cansancio. Utiliza barras hidratantes, ya que suavizan los labios y atenúan las posibles arrugas.

Si aplicas unos ligeros toques de colorete sobre las mejillas conseguirás dar un aspecto más vital a tu rostro.

Unas sutiles nebulizaciones con agua termal harán que tu maquillaje se fije en perfectas condiciones durante más tiempo. Después de aplicar el agua, a una distancia suficiente para que las gotas al caer sobre tu piel sean finísimas, espera unos segundos, y presiona suavemente sobre tu rostro con un pañuelo de papel, siempre sin arrastrar, pues correrías el peligro de emborronar todo el trabajo conseguido.

No cometas el error de vestirte antes del maquillaje, hay un refrán que dice: «Vísteme despacio que tengo prisa»; no suele pasar, pero basta que tengas el vestido puesto para que te salte una gota de maquillaje o, lo que es mucho peor, una gota de máscara de pestañas o de delineador de ojos, arruinándote la fiesta, al menos hasta que decides qué otro traje puedes ponerte.

Una vez terminado el maquillaje y para no manchar el jersey, u otra prenda que se ponga por la cabeza, yo siempre utilizo un truquito que me da muy buenos resultados: ponte una toalla pequeña sobre la cabeza, tapándote toda la cara, y posteriormente, pasa a ponerte el jersey o la camiseta que hayas elegido. De esta forma cualquier roce con el rostro evitará que se manche la prenda, quedando los restos en la toalla. Algo tan sencillo como esto te evitará más de una sorpresa.

El maquillaje de diario ha de ser algo sencillo y rápido. Cono-

cer perfectamente las posibilidades de tu rostro te ayudará enormemente a alcanzar velocidades ultrasónicas a la hora de realizar-
lo cada mañana.

También debes tener muy en cuenta la hora del día que es. La
noche siempre deja más juego para la creatividad y el exceso de
color. El día obliga a utilizar un maquillaje lo más natural posible.

Finalmente, unas gotas de tu perfume preferido darán un suave
halo de aroma a tu persona. Nunca abuses de él, piensa que puede
convertirse en un arma de doble filo, ya sabes: «Lo poco agrada y
lo mucho cansa». Y, si no, párate a pensar en las veces que te has
atufado con la presencia de alguien que se encontraba cerca de ti
y que había calculado mal a la hora de perfumarse. Ya sabes que
para que el aroma dure más tiempo has de aplicarlo en las zonas
donde palpita el pulso: muñecas, parte de atrás de las rodillas y
cuello. Olvídate de aplicártelo en el cabello, pues, aunque dura
mucho tiempo, puede mezclarse con el aroma de otros productos,
como pueden ser lacas, gominas o espumas. Además, el perfume,
al llevar alcohol, resecará tu melena.

30

REVOLUCIÓN ESTÉTICA

Últimamente, hablar de avances en el campo de la estética se ha convertido en algo muy relativo, ya que lo que hoy se considera última tecnología mañana parecerá algo caduco y obsoleto. Y es que el suculento mercado que se ha originado en torno al culto al cuerpo obliga a poner en práctica constantemente revolucionarios tratamientos y fórmulas mágicas que sean capaces de eclipsar a otros ya existentes.

Quiero dar un repaso muy global, y un poco por encima, de algunas de las técnicas por las que se puede optar a la hora de mejorar la imagen. Y digo por encima porque solamente voy a dejar constancia de su existencia, ya que considero que la persona que debe dar una información exhaustiva y extremadamente detallada del tema es la que va a realizar el tratamiento.

Podemos dividirlas en dos grupos. El primero lo forman los tratamientos ya utilizados por nuestros ancestros o por otras culturas, que se han recuperado y se han impuesto hoy en día como la última novedad. Y el segundo está constituido por los últimos avances que nos ofrece la alta tecnología, puesta al servicio de la constante evolución cosmética.

Dentro de las técnicas con historia podemos encontrar los siguientes tratamientos:

Drenaje linfático: manipulación manual suave y lenta, destinada a favorecer la circulación de la sangre. Sus efectos beneficiosos son amplios y variados, y van desde la relajación del sistema nervioso, hasta la desaparición de la celulitis; es autoedematizante, mejora la defensa inmunitaria y relaja las fibras musculares. Hoy en día también se puede realizar con aparatología, pero yo me decanto por el masaje totalmente manual.

Shiatsu: es una técnica de masaje oriental que consiste en presionar puntos energéticos a lo largo del cuerpo. Al hacer las presiones adecuadas en unos puntos concretos se estimulan y recargan de energía las zonas que quieren tratarse. El término proviene de *shi*, dedo, y *atsu*, presión. Puede tratarse todo el cuerpo, dividiéndolo en meridianos y circuitos energéticos. Aporta grandes beneficios, tanto físicos como psíquicos. Ayuda a eliminar el estrés, el insomnio, los dolores de cabeza, el cansancio, estimula la circulación y aligera las piernas pesadas, además de mejorar el estado de la piel.

Reflexología podal: consiste en presionar los puntos energéticos localizados en los pies, lo que aporta una mejoría estética, física y psíquica; pueden tratarse además distintas afecciones, mejorar el sistema nervioso, activar los órganos y regular las distintas funciones del organismo.

Aromaterapia: es un tratamiento terapéutico basado en la aplicación de diversos aceites esenciales extraídos de plantas y vegetales. Apto para tratar cualquier tipo de alteración o problema de la piel, ya que la amplia variedad de aceites esenciales existentes permite destinar uno a cada problema o a cada tipo de piel. Generalmente se hacen combinados de plantas que actúan en sinergia, convirtiéndose en un auténtico cóctel de bienestar para la piel.

Dentro de los tratamientos más revolucionarios y de última generación caben destacar los siguientes:

Ultrasonidos: tratamientos basados en técnicas de electroterapia de alta frecuencia que emiten hondas capaces de aumentar la permeabilidad de las membranas, mejorando la circulación sanguínea y, como consecuencia, eliminando progresivamente la antiestética celulitis. Muy apropiado también para personas con dolores artríticos y edematosos, artrosis y distensiones musculares.

Presoterapia: indicada para personas que padezcan celulitis provocada por una mala circulación, efectúa un suave masaje drenante, produciendo un efecto relajante. Para describir la aparatología, básicamente os diré que se trata de unas grandes botas que abarcan toda la pierna o el brazo, según se necesite, y que mecánicamente aportan unas ligeras presiones alternas y consecutivas capaces de dejar una sensación como de piernas ligeras y flotantes.

Lifting **con microcorrientes:** es un estiramiento de las arrugas faciales por medio de aparatología; tiene efecto antiedad y es tensor de la musculatura facial o corporal. El envejecimiento no se detiene, pero el rejuvenecimiento es notorio. Este tratamiento recibe diferentes nombres, dependiendo de la marca del aparato que se utilice para llevarlo a cabo.

Mesoterapia: tratamiento médico consistente en inyectar medicamentos homeopáticos fitoterápicos.

Placas o corrientes alternas: suelen utilizarse mayoritariamente en tratamientos corporales. Se realiza con un aparato emisor de corrientes alternas, de diferente presión, que estimulan y ejercitan la musculatura, evitando así la posible aparición de flacidez.

Masajes estimulantes: se utilizan para activar y mejorar la circulación sanguínea, por ello están muy indicados para personas que sufran dolores, hinchazón y pesadez de piernas. También contribuyen a la progresiva desaparición de la celulitis en las piernas.

Ozonoterapia: se ha comprobado que el gas que se utiliza ayuda a luchar contra la celulitis, realizando infiltraciones subcutáneas en las zonas afectadas por este antiestético problema. Posteriormente se suele dar un masaje.

Liposucciones y lipoesculturas: están a la orden del día. Se trata de tratamientos médico-estéticos quirúrgicos que se pueden realizar en algunos casos con anestesia local y que, a veces, requieren hospitalización, además de un preoperatorio en el que se realizan estudios previos. Es de gran importancia acudir a un centro reglamentado.

Sirven para remodelar zonas concretas del cuerpo, en las cuales la grasa ha producido una deformación antiestética; las reducciones de cartucheras, vientre prominente y parte interior de las rodillas y hombros son las más solicitadas.

Infiltraciones: se utilizan para «rellenar» arrugas, corrigen rasgos de expresión pronunciados y arrugas profundas. Los materiales que se inyectan son variados, desde el botox hasta hilos de oro. La aplicación se lleva a cabo bajo los efectos de una ligera anestesia tópica, generalmente en crema.

Maquillaje permanente o micropigmentación: está teniendo cada vez más adeptas y adeptos. Se trata de la implantación de pigmentos, generalmente naturales, para definir o destacar el contorno de los labios, zonas de las cejas carentes de pelo, delinear el ojo o crear, incluso, lunares artificiales.

Dibitron, velo de colágeno, fisiotron, liposoline, *silk-face,* implantes de colágeno, borrado de tatuajes, corrección de manchas mediante láser, electroestimulación, termoterapia, láser, eliminación de varices, lipectomías de brazos, *peeling* químicos, pechos a medida, implantaciones de silicona, eliminación de la papada y de las bolsas de ojos... complementan la larga lista de tratamientos que hoy en día pueden realizarse para mejorar la tan importante imagen personal. Te aconsejo que siempre te asegures de que te pones en buenas manos, comprueba que el centro esté homologado y que la persona que te vaya a tratar esté lo suficientemente titulada y capacitada. Pide referencias a tus amigas o incluso a otras pacientes del centro. Solicita de antemano un presupuesto, así evitarás sorpresas posteriores, y visita y compara varios centros antes de elegir.

31

SORPRÉNDETE CON UN
CAMBIO DE IMAGEN

¿No estás totalmente satisfecha con tu imagen actual? ¿Te gustaría cambiar tu aspecto externo? ¡NO LO PIENSES MÁS! Los cambios de imagen son siempre positivos; además, hay determinadas épocas en las que, sin saber por qué, nos cansamos de nuestra propia imagen. En esos momentos, conformarse no sirve. Si te animas, aquí tienes unas pequeñas ideas.

El cabello desempeña un papel muy importante en la primera impresión que causa una persona. Ya sea hombre o mujer, resulta completamente necesario, además de evidente, llevarlo siempre limpio, bien cuidado y con un corte de pelo adecuado al rostro. Actualiza tu corte de pelo, renueva tu color, cambia de estilo, dale un aire distinto, aplícate un detalle de última hora...

Hoy en día resulta mucho más fácil. Aprovéchate de las nuevas tecnologías y busca una peluquería donde, a través de un equipo informático y una foto tuya, te muestren los diferentes peinados y resultados que puedes obtener con tu pelo. Tan sencillo como eso. De esta forma te llevarás menos sorpresas con el resultado final. Cuesta un poquito más caro, pero a las que necesitan estar totalmente seguras a la hora de realizar un cambio les dará el empujoncito final para decidirse.

¿Te quejas de tu cara pero no haces nada por cuidarla y tratarla como se merece? Pues, ¡fuera la piel fatigada, las arrugas y la palidez perenne del invierno! Primera medida: acude a un centro de estética y solicita una buena limpieza de cutis. Notarás la piel como nueva, luego solamente tendrás que seguir con los cuidados oportunos de mantenimiento en tu domicilio. También tienes la opción de realizar tratamientos para mejorar cualquier problema que tenga tu piel, los hay para cada tipo de piel y de mujer, fruto de las investigaciones cosmetológicas y de aparatología más avanzadas. Si prefieres la estética integral y natural a la convencional, éste es el momento ideal, pues aunque hasta hace poco tiempo en nuestro país era difícil encontrar un centro de estética natural, las últimas tendencias de moda venidas desde Norteamérica han hecho que proliferen como hongos este tipo de establecimientos. Ahora sólo te queda encontrar uno que sea de tu confianza y en el que te sientas como en tu propia casa.

Un tratamiento de aromaterapia en cabina te ayudará a preparar la piel para recibir los cosméticos de cuidado diario en el domicilio. En estos tratamientos se utilizan extractos de plantas y aceites florales, con los que se pueden conseguir infinidad de mezclas y, por tanto, un sinfín de posibilidades para tratar los diferentes problemas de cada piel. Estimular la circulación sanguínea, eliminar rojeces, mejorar problemas de acné, regular la producción de grasa, elevar la tersura y elasticidad de la piel, disimular arrugas, aumentar el nivel hídrico..., en definitiva: obtener un mejor funcionamiento del tejido cutáneo. Podrás encontrar este tratamiento en centros de belleza especializados. Te sorprenderán los magníficos resultados que se obtienen con él.

Respecto al maquillaje, aparta tu paleta habitual, al menos una temporada, y apúntate a utilizar los tonos de rabiosa actualidad. Para saber fácilmente cuál o cuáles son los colores que mejor te quedan, puedes acudir a uno de estos centros en los que te enseñan a maquillarte. En algunos sitios te regalan la clase de maquillaje a cambio de que compres determinados productos, que serán los apropiados para tu persona. Investígalo, a veces merece la pena y en el fondo te saldrá muy rentable. Tan sólo has de cerciorarte de la profesionalidad del maquillador. Busca un centro garantizado y te aseguro que será una inversión para toda la vida. En el curso te enseñan a esconder esos pequeños defectillos que todas tenemos y a resaltar las zonas más bonitas de tu rostro. Conocerás la técnica del pincel, de qué está hecho y cuál es su uso correcto, así como texturas de maquillaje, coloretes, sombras... Una vez que sepas sacarle el máximo partido a tu rostro, sólo tendrás que actualizarte cada temporada eligiendo algún producto novedoso. Además, siempre puedes aprovechar los más antiguos y combinarlos con los más modernos.

¿Las manos te acomplejan? Acostúmbrate de una vez por todas a utilizar guantes para realizar cualquier tarea doméstica, incluidas las más triviales. Ten siempre cerca una buena crema de manos, así podrás aplicártela cada vez que te acuerdes. Si tu problema es la aspereza, hazte un *peeling* una vez por semana, como si de tu rostro se tratara, verás cómo tus manos te lo agradecen. A pocos cuidados que les dediques, dejarás de tener que ocultarlas tras unos guantes o incluso debajo de la mesa.

Tus uñas deben estar en perfectas condiciones. Aunque no las lleves maquilladas, procura que tengan una forma correcta y, sobre todo, han de estar siempre impolutas. El «luto» en las uñas da una sensación de falta de higiene y descuido personal. En cuanto a lo de mordértelas, no voy a descubrir nada que no sepas y que no te hayan dicho, así que lo pasamos por alto.

Si te sobra algún kilito, o tienes casi generalizado el problema de la celulitis, te aconsejo que pongas fecha concreta para comenzar a cambiar tus hábitos alimenticios y de vida sedentaria. ¡Tú eres quien decide si quieres cambiar o no! La cuestión es proponérselo, tener fuerza de voluntad y ser un poco constante. Otra opción es ponerte en manos de una persona especializada en temas de remodelado de la figura, te propondrá diferentes técnicas y planteamientos que te ayudarán a conseguir tu objetivo.

¡Ponte manos a la obra!, seguro que no te arrepentirás.

La celulitis

Dice el refrán: «Mal de muchos, consuelo de tontos», y es que ante los problemas no podemos quedarnos de brazos cruzados, por muy pequeños y triviales que éstos sean. Hay que luchar y plantarles cara. Os propongo una «guerra encarnizada» contra la celulitis. Para ello hay que aprovechar el momento en el que nos han entrado las ganas de cambiar. Muchas nos sentimos más dinámicas y positivas. Como si una inyección de vitalidad llegara a nuestro organismo por arte de magia. Sobre todo cuando se acerca la primavera, y la ropa de temporada, más colorista, alegre y escotada, nos lleva a darnos cuenta de que durante los meses invernales hemos olvidado un poco los cuidados de nuestro cuerpo, escondiéndolo tras abrigos, jerséis y medias. Los pequeños defectillos que todas tenemos aparecen de nuevo, recordándonos los medios que podemos utilizar para erradicarlos o, cuando menos, disimularlos. ¡Anímate, siempre es un buen momento para comenzar algo positivo! Comprobarás que no es nada complicado y resulta enormemente gratificante.

Un poquito de paciencia y fuerza de voluntad te recompensarán, haciéndote sentir más atractiva, saludable, segura y a gusto contigo misma.

La celulitis es un enemigo duro de pelar, sobre todo cuando se ha instaurado desde hace tiempo en nuestra vida. Hace acto de presencia a cualquier edad, ataca igual a jóvenes que a mayores, aunque es un mal intrínsecamente femenino. Según estudios, lo padecen en mayor o menor proporción el 90 por ciento de las mujeres. La constancia es el mejor aliado para vencerla.

Comienza dejando de culpar de tus males a la herencia genética de tu progenitora, pues aunque ésta influye, y mucho, a veces principalmente se heredan las costumbres culinarias y los hábitos alimenticios.

Una dieta equilibrada, algo de ejercicio diario, unos buenos masajes y la ayuda de algún cosmético anticelulítico de alta calidad son aliados obligados para librarse de ella sin tener que recurrir a la cirugía.

Existen varios sistemas en el mercado que pueden ser de gran ayuda:

- Los masajes de **drenaje linfático** mejoran la circulación sanguínea, activan la microcirculación de retorno, reafirman los músculos afectados por la flacidez, favorecen la eliminación de líquidos retenidos y, por tanto, son infalibles enemigos de la acumulación de grasas localizadas. Desde mi punto de vista, se trata de uno de los mejores tratamientos que se ofrecen en cualquier centro de belleza que se precie. Con el que se obtienen muy buenos resultados.

  Sus efectos relajantes son muy saludables, y ayudan a mantener a raya al estrés, otro de los causantes de la celulitis. Mi consejo: ponte en manos de profesionales experimentados, es la fórmula segura del éxito.

- Si quieres mimar tu cuerpo, puedes realizar unas **curas de fango termal** o **emplastos de algas liofilizadas**. No es imprescindible acudir a un balneario, ya que, hoy en día, en un buen salón de belleza puedes solicitar este tipo de tratamientos, que hacen que nuestro cuerpo mejore enormemente. Olvídate de los tratamientos pringosos que se realizaban años atrás. Gracias a la incorporación de ciertos ingredientes, como la parafina, el tratamiento es muy agradable. Atrás quedó esa sensación de estar embadurnada y sucia, que ocasionaba a veces este tipo de emplastos. Prueba a darte unas sesiones: te sentirás como una reina.

- Otra opción es que tú misma en casa te apliques estos preparados, resulta algo más incómodo y engorroso, pero más económico; además, podrás utilizar tus propias **fórmulas caseras**, con lo cual sabrás concretamente lo que te aplicas. Con la utilización de estos emplastos ayudarás a tu piel a eliminar toxinas, a diluir las acumulaciones de grasa y suavizarás enormemente tu dermis.

- Provéete de un buen **producto anticelulítico**. La cosmética ha evolucionado muchísimo en este campo, y hoy en día se consiguen muy buenos resultados. El secreto está en la constancia, tanto en invierno como en verano. De nada sirve adquirir o preparar una crema, colocarla en un cajón, olvidarse de ella y esperar a que surta efecto. La aplicación debe hacerse tras la ducha o el baño, sobre una piel perfectamente limpia y seca. Preferiblemente, has de hacerte un *peeling* o exfoliación corporal una vez por semana. Date un repasito por la página 97, en la que podrás encontrar fórmulas caseras de fácil aplicación y asegurado éxito. De esta forma eliminarás el exceso de células muertas que pueden acumularse sobre tu piel, impidiendo una correcta absorción de los cosméticos. Tu piel quedará suave como la seda.

- Te será más cómodo si sustituyes tu crema hidratante o body milk por un producto con efecto anticelulítico. Éstos vienen preparados para mantener el nivel óptimo de humedad en la piel; por tanto, como se dice en tierras castellanas, «matarás dos pájaros de un tiro».

- Existen anticelulíticos especiales para zonas conflictivas, como cartucheras, parte lateral de las rodillas e interior del muslo, que generalmente son las partes con mayor acumulación de grasa, y para las cuales suelen utilizarse cosméticos de efecto reforzado.

Obviamente, no tienen el efecto de una liposucción, pero carecen de contraindicaciones y aplicados con regularidad aportan muy buenos resultados. Además, se trata de algo tan sencillo como cambiar la hidratante corporal para después del baño por una buena anticelulítica. Adquiere siempre productos de alta calidad, aunque ésta, desgraciadamente, tiene su precio. No te dejes engañar por productos hiperbaratos que contienen los mismos ingredientes y extractos que los de precio más elevado: las proporciones de los principios activos que suelen encontrarse en productos excesivamente económicos son ínfimas. Compara antes las proporciones: no hace el mismo efecto un anticelulítico con un 0,003 por ciento de extracto de hiedra asiática, por ejemplo, que otro con una concentración del 15 por ciento. Normalmente, las cosas tienen su porqué.

- Otra buena costumbre es aplicarte, por segunda vez en el mismo día, el producto anticelulítico antes de acostarte. Sobre todo en tiempos en los que necesitamos que los resultados se perciban más rápidamente.

Las cremas con las que mejores resultados se están obteniendo son las compuestas principalmente a base de plantas y vegetales. Combinaciones de fucus, hiedra, tomillo, algas marinas y salvia borran la antiestética piel de naranja tras su uso continuado.

- Olvídate de las pastillas «milagro», capaces de eliminar toda tu celulitis en un pispás. Recuerda que tu salud es tu mayor tesoro, y ha de estar por encima de todo. No olvides que sólo con constancia y perseverancia conseguirás obtener buenos resultados en la lucha contra la celulitis.

Un buen anticelulítico natural es el zumo de limón, aplicado masajeando con un guante de crin. El único secreto para que dé óptimos resultados es la constancia y la perseverancia, hecho que no lo diferencia de los anticelulíticos comerciales.

Paso a darte una receta de aceite anticelulítico de fácil preparación casera.

ACEITE ANTICELULÍTICO

Frota tu cuerpo todos los días, después de la ducha, con la siguiente mezcla: diez cucharadas soperas de aceite de coco, seis de zumo de limón y tres de zumo de pomelo; este último contiene vitaminas A, B y C, potasio, calcio, fósforo y magnesio. La mezcla se conserva en perfectas condiciones aproximadamente un mes, tiempo que tardarás en consumir el preparado si te lo aplicas a diario. No olvides agitarlo antes de usarlo.

En cuanto al exceso de kilos superfluos que afean la figura, la falta de voluntad para ocuparse de uno mismo y la desmotivación para mejorar el aspecto personal dicen mucho a la hora de conseguir objetivos.

Un tercio de la población de los países desarrollados no está contenta con su figura. Y, por si fuera poco, los cuerpos perfectamente modelados invaden nuestras vidas para recordárnoslo en cada momento: diosas de las pasarelas, anuncios publicitarios, concursos de belleza, etcétera.

En los últimos años han proliferado gran cantidad de procedimientos absurdos y dietas «milagro» que nos garantizan unos resultados soberbios en un tiempo mágico. Nos hemos olvidado de la alimentación correcta y equilibrada, que sin duda alguna es la base de un buen aspecto externo e interno. Somos lo que comemos, y esto es inevitable. Se ha dejado de dar importancia a la calidad de los productos que consumimos, no importa que estén manipulados genéticamente, que se engorde a los animales a base de hormonas y antibióticos, que la carne de los pollos tenga la apariencia del plástico... Se trata de adaptarnos a la sociedad que nos ha tocado vivir.

Considero que es más fácil y más saludable, aunque quizá menos cómodo, beneficiarse de los magníficos resultados que proporcionan la práctica de un ejercicio periódico y la reducción de la ingesta de productos precocinados, empaquetados, enlatados y «engrasados» artificialmente: una de las reglas de oro ante cualquier problema de obesidad es cambiar los hábitos alimenticios.

Olvídate de probar indiscriminadamente una y otra dieta «milagro», el organismo se desorienta, se acostumbra a dietas muy rígidas y, entonces, acumula todo lo que ingiere para cuando vengan épocas de carencia y hambre. Por ello se produce una disminución del gasto energético. Si a esto le añades poca actividad física, no sólo no adelgazaremos, sino que además podríamos engordar hasta con el «aire que respiramos».

Algunas normas generales te ayudarán a plantearte y a adquirir unos cambios en tu vida diaria que mejorarán tu figura sin hacer grandes sacrificios:

- Apoya tu alimentación con complementos dietéticos, ayudarán a evitar carencias nutricionales y mejorarán tu salud. Lecitina de soja, jalea real, salvado integral, polen y levadura de cerveza deben entrar a formar parte de tus costumbres cotidianas.

- Aumenta tu actividad física. El ejercicio periódico pondrá en forma a tus intestinos. Caminar a paso ligero durante media hora al día te ayudará a combatir la atonía intestinal.
- Acude al baño en cuanto tengas la más mínima sensación de necesidad. Aprovecha el momento, si lo dejas para más tarde quizá entonces se te hayan pasado las ganas.

  Lograr un horario para las evacuaciones es algo complicado, pero se puede llegar a conseguir. Te ayudará a ello mantener un horario fijo en las comidas.

  Relájate y tomate el tiempo necesario: muchas personas acuden a la cita con el periódico o con el libro que están leyendo en ese momento; no se trata de transformar el baño en salón de lectura, pero si se consiguen beneficios... tampoco está de más planteárselo, eso sí, sin llegar a convertirlo en biblioteca.
- Mejora tu alimentación, aumenta el consumo de fibras procedentes de verduras, frutas y legumbres para conseguir regular tu organismo. Olvídate de los laxantes artificiales, la ingesta diaria de alimentos naturales con alto contenido en fibra es infinitamente más sana.
- El arroz, aunque muy sano, en casos de estreñimiento no es el alimento más adecuado, ya que es astringente. Acuérdate de él en caso de que tengas diarrea y una vez que hayas superado los problemas de estreñimiento.
- El salvado de trigo se encuentra en el número 1 en el *ranking* de alimentos poseedores de fibra. Bastante alejados en proporción están la cebada, las ciruelas pasas, los higos secos, la alfalfa, el arroz integral, el sésamo, las habas, la soja y las alubias. Dentro de las frutas destacan la guayaba, el coco, la chirimoya y la pera. Los productos de origen animal no contienen fibra.
- Elimina los azúcares añadidos y los dulces comercializados. De vez en cuando puedes deleitarte y asombrar a tus ami-

gos y familiares con un exquisito y apetitoso dulce casero.

- Cambia tu severo y estricto régimen por unos buenos hábitos alimenticios. Una alimentación sana y variada en la que principalmente se consumen verduras, cereales crudos o cocinados al vapor y fruta mejorará tu salud y tu aspecto externo.

  Consume alimentos integrales, pasta, harinas, pan y cereales, cuanto menos manipulados estén los alimentos mucho mejor. La fibra te ayudará a ir al servicio con más asiduidad.

- No te saltes nunca una comida. Así evitarás llegar a la siguiente con un hambre voraz, con lo cual ingerirías muchas más calorías de las necesarias y correrías el riesgo de tener la tentación de picar entre comidas. En lo posible, mantén una uniformidad en el horario de las comidas.

- Mastica bien los alimentos; así mejorarás tus digestiones. Come lentamente y procura hacerlo en un lugar relajado y de ambiente tranquilo.

- Procura ingerir las frutas solas o con el estómago vacío. Comenzar la comida por lo que para muchas personas es sinónimo de postre es una buena costumbre; al principio te resultará un poquito extraño, pero obtendrás, sin duda alguna, enormes beneficios.

- Bebe mucha agua, para ayudar a eliminar toxinas. Hidratarás los desechos además de mantener el intestino bien húmedo, con lo cual favorecerás la evacuación.

- Cualquier momento es bueno: elimina de tu vida alcohol y bebidas gaseadas, que muchas veces contienen azúcares y edulcorantes poco beneficiosos para mantener el tipo.

- Aumenta la ingesta de sopas y purés. Son muy nutritivos, fáciles de cocinar y de digerir.

- Evita en lo posible el uso excesivo de sal a la hora de condimentar tus menús. Recuerda que muchos alimentos ya contienen las sales necesarias para un buen funcionamiento del organismo. Todo lo demás son excedentes innecesarios que hacen padecer retención de líquidos y enfermedades cardiovasculares. Sazona tus guisos con especias y plantas aromáticas. Al principio te resultará complicado conocer cuál es la especia apropiada para cada alimento, pero más adelante no podrás prescindir de ninguna. Se trata de un hábito nada complicado de poner en práctica, además, con el tiempo apreciarás sabores que, escondidos tras la sal, no eras capaz de paladear. ¡Está en tus manos!

- A la hora del desayuno, cambia la mermelada envasada de las tostadas por una mermelada casera de ciruelas. No cuesta tanto trabajo hacerla, y tu paladar y tus intestinos te lo agradecerán. A continuación te cuento una receta base para que te recrees haciendo tus propias mermeladas.

Mermeladas

Puedes hacer mermeladas de cualquier fruta que te apetezca: la ciruela y el kiwi quizá sean las más propias para personas que tengan problemas de estreñimiento. Melocotón, melón, grosella, mora, frambuesa, higo, fresa, mora silvestre, plátano, cereza, naranja, pera, mandarina, cáscara de naranja y manzana son otras de las posibilidades que te ofrece la madre naturaleza. También puedes incluir en ellas frutos secos, es cuestión de ir probando a mezclar ingredientes.

Utiliza siempre frutas de buena calidad. Elimina las zonas que pudieran estar estropeadas o a punto de pasarse. No es conveniente aprovecharlas, pues cambian el sabor final de la mermelada. Tampoco han de estar poco maduras o verdes.

Lava las piezas para eliminar cualquier posible resto de suciedad, abonos, fertilizantes químicos y pesticidas. Seca con un trapo, para asegurarte una escrupulosa higiene. Si las frutas no son de cultivo ecológico, te aconsejo que las peles. Retira la pepita si la tuviera y trocea las frutas. En el caso de las moras, zarzamoras, frambuesas y fresas, no es necesario. Pesa la fruta para poder calcular el azúcar necesario.

Cuece a fuego lento hasta que estén blanditas. Añade la misma cantidad de azúcar que la que has puesto de fruta. Éste, además de endulzar, servirá como conservante. Puedes utilizar azúcar blanco o de caña. Da un hervor a fuego fuerte, no demasiado largo, pero sí lo suficiente como para que se diluya el azúcar. En el caso de frutas que no tienen demasiado zumo, como es el caso del plátano, prueba a disolver el azúcar en un poquito de agua antes de añadirlo.

Deja que se enfríe la mezcla. Pásala por la batidora y, si lo prefieres, por el pasapurés, que eliminará cualquier resto de piel o semilla, que darían una textura más áspera a la mermelada. Esto va en gustos, ya que hay personas que prefieren encontrar, por ejemplo, el granillo típico de la fresa.

Envasa en un tarro. Si quieres que la conserva te dure más tiempo, sumerge los tarros tapados dentro de una cazuela con agua, cubriéndolos por encima de la tapa al menos tres dedos. Deja hervir hasta que salga el aire, y te quedará envasado al vacío.

Y, por último, un par de consejos más:

- Practica una actividad física que te mantenga alejado del sedentarismo. Te ayudará a relajar tus tensiones, además de evitar la acumulación de grasas. Procura practicar actividades que te pongan en contacto con la naturaleza. Son mucho más gratificantes, ya que puedes aprender muchas enseñanzas de la madre naturaleza. Los animales y las plantas son auténticos manantiales de sabiduría.

- ¿Por qué no poner una mascota canina en tu vida? Estarás pensando en los inconvenientes a los que ello te llevaría; por ejemplo, tener que salir a diario a dar un largo paseo para agradar a tu perro y dejarle que haga sus necesidades fisiológicas. Pues bien, todo lo contrario: no se trata de un inconveniente sino de una ventaja, ya que te obligará a salir de la monotonía y el sedentarismo, obligándote a caminar todos los días del año. Por otro lado, ampliarás tu círculo de amistades, que nunca viene nada mal, mejorarás tu estado de ánimo en el caso de que te encuentres un poco deprimido o solitario y cambiará positivamente tu escala de valores, ¿quién da más?

32

EL CABELLO

Un pelo bonito, abundante, suave, brillante, limpio, con soltura y movimiento es deseado por hombres y mujeres. El cabello está formado por acumulación de queratina y es un indicador de nuestra salud. Para cuidarlo perfectamente, es imprescindible que lo conozcas. Para mantenerlo bonito, prueba los siguientes consejos:

- Mantén los peines y cepillos en perfectas condiciones de higiene. Intenta utilizar cepillos de cerdas naturales, son un poquito más caros pero, teniendo en cuenta la larga duración de éstos, merece la pena.
- No cepilles el pelo cuando está mojado, utiliza para desenredarlo un peine o, mejor aún, los dedos. De lo contrario los cabellos pueden partirse o, lo que es peor, se pueden abrir las puntas.
- Utiliza gomas del pelo forradas para que no rompan el cabello, y olvídate de las gomitas amarillas de papelería que son auténticas enemigas de una melena bonita y sana.
- A la hora de lavarte el cabello no es conveniente frotar con energía aplicando toda la fuerza posible, y muchísimo menos en el caso de que tengas problemas de caspa o de exceso de seborrea. Procura hacer movimientos suaves, lentos y rotativos, trata de masajear tu cuero cabelludo.

- Nunca utilices champús que modifiquen el pH natural, ni que sean en exceso abrasivos. No creas que porque un champú hace más espuma es de mejor calidad y por el hecho de que no la haga es peor. Personalmente, soy incluso partidaria de utilizar champús que no hagan espuma, pues muchas veces es señal de que carecen de detergentes artificiales. Si te lavas la cabeza a menudo, usa siempre champús neutros y extrasuaves para que no dañen tu cuero cabelludo ni hagan desaparecer el brillo natural, síntoma de buena salud capilar.

  Existen infinidad de enjuagues caseros que puedes aplicar después del último aclarado y que te servirán como vitalizantes del cuero cabelludo y del cabello, dependiendo de tu tipo de pelo. Los principios activos botánicos pueden ayudarte a encontrar la armonía perfecta entre el cuerpo, la naturaleza y la belleza. Toma nota:

  — Una infusión concentrada a base de tomillo y espliego a partes iguales es beneficiosa para todo tipo de cabellos.

  — Una infusión de limón, cortadito en rodajas, es muy interesante para cabellos grasos y rubios.

- Si se te cae el pelo en exceso, intenta poner remedio antes de que sea demasiado tarde. En los varones generalmente suele ser motivado por las hormonas y el estrés, en las mujeres es bastante menos habitual y suele causarlo la falta de hierro, el embarazo, la carencia de vitamina A, el estrés, las alteraciones tiroideas o la menopausia. Recuerda que en otoño es cuando más se renueva la masa capilar, tanto en hombres como en mujeres.

- Siempre que el tiempo te lo permita déjalo secar al aire, sin utilizar secador, tenacillas y demás aparatos eléctricos. Con su uso continuado se castiga enormemente el pelo.

- Si no puedes evitar o no te apetece dejar de teñirte, usa siempre tintes de primera calidad y no te tiñas nunca antes de treinta días desde la última aplicación.

- Una alimentación sana y equilibrada es el mejor cosmético para mantener una cabellera espectacular. Frutas y verduras son grandes aliados.

Te propongo que pongas en práctica alguna de las siguientes recetas caseras.

CHAMPÚ DE CERVEZA

Esta fórmula es ideal para cabellos secos y con falta de brillo y suavidad.

Para ello, mezcla en un recipiente un vaso lleno de cerveza, una cucharadita tamaño de café de champú, diez gotas de aceite de oliva y diez gotas de romero.

CHAMPÚ DE HUEVO

Haz una infusión con una cucharada sopera de saponaria en un vaso de agua y, posteriormente, fíltrala. Añade una cucharada sopera de zumo de naranja, una yema de huevo y... ¡listo para utilizar!

CHAMPÚ DE LIMÓN

Esta receta es para cabellos rubios.

Haz una infusión de manzanilla bien cargada en medio litro de agua. Déjala reposar durante una hora y cuélala. Añade en frío 50 g de jabón previamente rallado y pon de nuevo a calentar; remueve hasta que se deshaga. Apaga el fuego y añade el zumo de un limón grande. Tapa la mezcla y espera a que se enfríe. Embotéllalo en un recipiente, preferiblemente de cristal. Etiquétalo y estará listo para ser utilizado. Agítalo siempre antes de usarlo.

CHAMPÚ DE MANZANILLA

También muy apropiado para cabellos claros.

Pon en un recipiente una cucharada sopera de saponaria, una de manzanilla y una de romero. Vierte sobre estas hierbas medio litro de agua hirviendo. Deja reposar con el recipiente bien tapado durante media hora. Transcurrido este tiempo, filtra y envasa.

CHAMPÚ DE SIDRA

Has de utilizar 50 g de saponaria, 25 g de melisa, 25 g de romero y medio litro de sidra natural. Deja reposar durante veinticuatro horas, tras las cuales puedes filtrar y utilizar. Guardado en el frigorífico dura una semana aproximadamente.

CHAMPÚ DE ROMERO

En el siglo XVI, esta planta ya se utilizó como cosmético, destilando sus flores en alcohol, fue muy utilizado entre las féminas; su nombre: agua de la reina de Hungría.

Los usos del romero son variados: para formulaciones de cosméticos, como condimento, para mejorar el estado del cabello, como infusión sustituta del té...

Esta receta es para cabellos morenos. Haz una infusión bien cargada de romero en 1 l de agua. Deja que repose con el fuego apagado al menos una hora. Cuela la infusión y añade en frío 50 g de jabón rallado. Enciende el fuego y remueve para que el jabón se deshaga. Una vez frío, añade una pizca de bórax y dos huevos, removiéndolo nuevamente para que se mezcle.

Envásalo, preferiblemente en un recipiente de cristal al cual pondrás una etiqueta con el fin de no equivocar su uso. Recuerda agitarlo siempre antes de utilizarlo.

Champú de mandarina

Haz una infusión con dos vasos de agua y cuatro cucharadas de saponaria; cuando esté fría, añade dos yemas de huevo y dos cucharadas soperas de zumo de mandarina.

Enjuague de hiedra

Especial para cabellos oscuros. Aporta brillo y suavidad al cabello.

Hierve 50 g de hiedra en 1 l de agua. Una vez que alcance el punto de ebullición, apaga el fuego y deja que repose con el recipiente tapado al menos durante diez minutos. Pasa la batidora eléctrica, espera a que se enfríe y cuélalo.

Tónico de salvia

Hierve 250 g de salvia en 1 l de agua. Déjalo reposar con el recipiente tapado durante cuarenta y ocho horas, tras las cuales has de pasar la batidora eléctrica para posteriormente colar y envasar.

Loción de perejil

Muy utilizado en la cocina mediterránea, por tanto indispensable en cualquier alacena que se precie. Su alta concentración en minerales, como hierro y calcio, recomienda su uso cuando existen problemas de anemia motivada por falta de este mineral. Es diurético, antioxidante, tónico y aporta carotenos y vitamina C, con lo cual favorece el bronceado.

Esta loción está indicada para cabellos con falta de brillo natural. Hierve un vaso de agua, al cual añadirás dos cucharadas soperas de perejil fresco. Apaga el fuego y tapa el cazo dejándolo reposar durante unos cinco minutos. Añade tres cucharadas soperas de vinagre y aplícatelo tras el lavado de cabeza. Espera un par de minutos y vuelve a aclarar con agua. Seguro que notaras una gran diferencia.

Enjuague capilar de cerveza

Especial para dar cuerpo y definir los rizos.

Añade a un vaso de agua mineral el zumo de un limón y un vaso de cerveza. Remueve bien y estará listo para su utilización. Puedes envasarlo en un recipiente con nebulizador, así podrás aplicarlo en cualquier momento sobre tu melena.

Tónico anticaspa

Se trata de un enjuague que has de aplicarte después de lavarte la cabeza, en el último aclarado, al menos una vez por semana.

Pon a hervir 1 l de agua aproximadamente. Una vez llegado al punto de ebullición, sumerge unos cuantos tallos y hojas de apio. Hiérvelo unos cinco minutos y déjalo reposar, con el cazo bien tapado, hasta que el líquido se enfríe. Aplícatelo, vigilando que se reparta bien por todo el cuero cabelludo. Muchas personas cuentan que esta receta les ha servido para decir un adiós definitivo a su problema de caspa.

Enjuague para cabellos blancos

Una melena de cabellos blancos no tiene por qué ser sinónimo de descuido y dejadez. Personalmente, creo que es el color de pelo más elegante, siempre y cuando esté cuidado y no tenga un color amarillento. Quizá sea cuestión de costumbre, ya que mi madre, desde los cuarenta años aproximadamente, es una incondicional del pelo canoso.

Para que tome un color azulado haz una infusión de flores de malvarrosa, de las que tienen el color más azul. Pueden ser frescas o secas. Con la práctica, acertarás mejor en la concentración de flores que has de echar; no puedo decirte exactamente la cantidad, pues cada pelo reacciona de distinta manera. Para comenzar esta sana costumbre capilar, hazte una mascarilla añadiendo a la concentración polvos de arcilla, con la intención de espesar el enjuague y así poder mantenerlo más tiempo sobre tu cabello. Al cabo de unos doce minutos, retírala con abundante agua fresca, para terminar con agua muy fría, que dotará a tu cabellera de un extra de brillo.

Esta planta florece solamente a finales de primavera y en verano; aprovecha esa época para recolectar la suficiente cantidad de flores como para poder utilizarlas durante el resto del año.

Tónico para cabellos rubios

Si tu cabello es rubio pero, últimamente, y sin saber por qué, ha oscurecido, prueba a aplicarte la siguiente mezcla casera después de un buen lavado y un estupendo aclarado.

Pon en un recipiente tres cucharadas soperas de leche entera, media taza de tisana de camomila, otra media taza de infusión de saúco también bien cargada y media cucharadita tamaño de café de vinagre de manzana.

Aplica bien por todo el cabello, espera diez minutos y aclara con agua abundante. Comprobarás que, con su uso continuado, reaparecen esos preciosos reflejos dorados que habías perdido.

Loción de romero anticaída

En 1 l de alcohol de 40° pon 100 g de flores de manzanilla, 50 g de romero y otros 50 g de hojas de ortiga. Déjalo macerar durante doce días, tras los cuales has de filtrarlo y envasarlo para su aplicación diaria.

Mascarilla de aceite de avellanas

Después de la playa o la piscina, entre el sol, la arena, la sal o el cloro, tu cabello ha perdido ese aspecto saludable, sano y brillante. Soluciónalo aplicándote siempre que puedas una mascarilla de aceite de avellanas, muy rico en vitaminas A y B, además de tener un alto contenido en minerales. Reestructura e hidrata el pelo seco y castigado, y es muy propio también para cabellos permanentados o teñidos: en poco tiempo obtendrás resultados espectaculares.

Aplica generosamente el aceite sobre tu cabello, envolviéndolo a continuación en una toalla caliente. Déjalo actuar durante unos veinticinco minutos y lava de nuevo tu pelo. Notarás una agradable diferencia.

Mascarilla capilar de mayonesa

Si tu cabello es seco en extremo, teñido, decolorado o permanentado, podrás aprovechar los restos de mayonesa para aportarle nutrición y suavidad. Te resulta extraño, ¿verdad? Pues un día que dispongas de tiempo, haz la prueba.

La mascarilla debe realizarse con mayonesa casera, para evitar así colorantes, conservantes y demás. Aplícatela sobre todo el cabello, procurando que no roce el cuero cabelludo. Déjala actuar, como mínimo, durante diez minutos, tras los cuales deberás lavarte la cabeza con un champú suave. Resultado: cabello sedoso, nutrido y brillante.

MASCARILLA DE ACEITE DE GERMEN DE TRIGO

Aceite de gran valor medicinal y cosmético, su alto contenido en vitamina E y en ácidos grasos insaturados lo hace imprescindible en nuestra alacena cosmética. Tiene vitamina A, por lo que es un eficaz enemigo de las infecciones de la piel. Al ser poseedor de vitamina D, vitamina E, F y K estimula el tejido cutáneo y acelera el proceso de regeneración.

Si tu cabello está áspero y sin brillo natural, prueba a utilizar periódicamente esta mascarilla.

Mezcla en un recipiente dos cucharadas soperas de aceite de almendras, otras dos de aceite de germen de trigo, una cucharadita tamaño de café de aceite de tween (puedes encontrarlo en herbolarios) y una cucharadita de miel. Mezcla los ingredientes muy bien y aplícate el resultado tras haber lavado tu cabello. Mantén la mezcla al menos diez minutos, y aclara a fondo con agua tibia, para finalizar con agua más bien fría.

MASCARILLA DE FRESAS

Ésta es una de las primeras mascarillas naturales que yo comencé a utilizar. La conocí a través de un artículo publicado en una revista en la que se hablaba de los cuidados de belleza de una princesa europea. La puse en práctica y la verdad es que me encantó. Es estupenda para cabellos finos, secos y con falta de brillo natural.

Mezcla 100 g de fresas maduras, dos cucharaditas tamaño de café de miel y cuatro de aceite de oliva virgen. Extiéndelo sobre tu cabello y déjalo actuar quince minutos. Transcurrido este tiempo, aclara con abundante agua templada y finaliza con fría.

Mascarilla de huevo

Esta mascarilla es muy apropiada para cabellos secos, resquebrajados y que hayan sufrido excesivos tratamientos químicos (como tintes y permanentes). Puede realizarse al menos una vez al mes.

Mezcla en un recipiente seis cucharadas soperas de aceite de oliva, dos cucharadas soperas de ron y una yema de huevo. Extiéndelo y déjalo actuar durante al menos veinte minutos. Lava el pelo con un poquito de champú y aclara abundantemente. Con su uso periódico conseguirás un cabello sano, suave y brillante.

Mascarilla de aguacate

El aguacate es un alimento que contiene un 14 por ciento de materia grasa. Aporta gran cantidad de vitamina E, es un conocido antioxidante que ayuda a retrasar el envejecimiento, protege contra algunas enfermedades cardíacas, ayuda a reducir el colesterol, protege contra las enfermedades oculares, es un buen ingrediente para utilizar en las mascarillas faciales y, por si fuera poco, nutre, suaviza y da brillo a los cabellos secos, ¿alguien da más?

Pela un aguacate muy maduro, incluso puedes utilizar uno de esos que por su aspecto negruzco no te apetece comer. Tritúralo con un tenedor o cuchara hasta que consigas una pasta homogénea. Aplícatelo a lo largo y ancho de tu masa capilar, intentando no engrasar demasiado el cuero cabelludo. Mantenlo al menos durante veinticinco minutos, frotando de vez en cuando tu melena. Transcurrido este tiempo, lava tu cabeza con un champú suave. Es una mascarilla un tanto engorrosa, pero una vez que la pruebes no te costará ningún sacrificio aplicártela periódicamente, ya que los resultados son maravillosos: tu pelo quedará nutrido, suave y brillante.

Mascarilla de aceite de soja

El alto contenido en carotenos del aceite de soja le hace estar presente en infinidad de fórmulas de cosmética solar. Su vitamina E lo coloca en las primeras posiciones en cuanto a aceites utilizados con fines antiarrugas y antienvejecimiento, y es un gran benefactor del cabello.

Si tienes el pelo seco, o lo llevas teñido o permanentado, prueba a utilizar esta receta una vez por semana. Aplícatela siempre sobre el cabello limpio y húmedo.

Pon en un frasco los siguientes ingredientes: una cucharada sopera de aceite de maíz, una de aceite de aguacate, dos de aceite de soja y una de leche en polvo.

Acondicionador de ron

Se trata de un efectivo tratamiento para cabellos sin vida y carentes de brillo natural. Puede ser utilizado por todo tipo de cabellos, incluidos los más grasos. Dicen que es una receta de procedencia gitana que han utilizado muchas mujeres de esta etnia para mantener la cabellera sana y brillante. Sea ése o no su origen, cierto es que con su aplicación continua se obtienen excelentes resultados.

Mezcla en un recipiente una yema de huevo, a la cual debes añadir dos cucharadas soperas de ron. Masajea con este tratamiento tu cuero cabelludo y melena y espera a que surta efecto, más o menos veinte minutos, tras los cuales has de retirar la mezcla aclarando abundantemente con agua tibia.

FIJADOR CASERO

El zumo de limón recién exprimido es un fijador excelente para el cabello. Carente de alcohol, puede ser usado por personas que tengan problemas de caída de pelo, ya que es completamente natural. Realza la forma de los rizos. Particularmente, es mi preferido. Yo lo tengo siempre en un frasco atomizador para así poder pulverizarlo en cualquier momento sobre mi melena. Digamos que se trata de gomina extrafuerte, pero si lo diluyes en agua obtendrás gomina normal o suave. Solamente el hábito te dirá cuál es la proporción adecuada para conseguir el efecto deseado. También te servirá como controlador de la producción de sebo si te lo aplicas en el cuero cabelludo.

FIJADOR DE AZÚCAR

Otro fijador casero muy utilizado sobre todo por roqueros y punkis, que por las características de sus peinados necesitan productos muy fuertes, es la mezcla de azúcar con agua caliente, para así poder disolverlo más fácil y rápidamente. Prueba diluyendo dos cucharadas soperas de azúcar en un vaso de agua, es una fórmula sencilla y rápida de preparar que muchas personas utilizan a diario.

Espuma para cabellos rizados

Si un día te has quedado sin espuma, prueba a batir dos claras de huevo a punto de nieve, añade tres gotitas de aceite de almendras, remueve y aplícatelo por todo el pelo, repartiéndolo bien. A partir de este momento, es muy probable que decidas cambiar la espuma comercial por la casera. La única diferencia negativa es la falta de tiempo con la que desgraciadamente contamos las mujeres de hoy en día. Lo más positivo es que esta espuma no arremete contra la salud de tu cabello, y además te ayudará a mantenerlo en perfectas condiciones de nutrición.

Espuma para cabellos lacios

Bate una clara de huevo a punto de nieve. Aplícatela después del último aclarado, una vez que hayas retirado el agua sobrante con una toalla pero aún con el pelo todavía mojado.

DIRECCIONES DE INTERÉS

Éstos son centros de estética en los que se aplican algunos de los tratamientos recogidos en el libro y están en contacto con la autora.

Salón de Belleza Internacional
Colón, 35, 1.º izquierda
34002 Palencia
Tel. 979 74 23 97
secretosdebelleza@rcinformatica.com

Directora: María Purificación Castaño
Doctora naturópata, esteticista

Centro Estético Forum Mare-Nostrum
Camino del Pinxo, 2
03580 L'Alfaz del Pi (Alicante)
Tel. 966 87 85 23
www.forum-marenostrum.com

Directora: Emma Escobar

Si deseas contactar con la autora:
secretosdebelleza@rcinformatica.com

AGRADECIMIENTOS

A mi madre, Puri, y a mis tías Pili y Angelines, que, tras haber dedicado gran parte de su vida al mundo de la cosmética y de la belleza profesional, me enseñaron lo poco o mucho que sé del tema. Es más, creo que este libro debería estar firmado por ellas, ya que han sido las que han probado y requeteprobado muchas de las recetas aquí expuestas.

A mis abuelos maternos, Anuncia y Lucilo, que me enseñaron a amar y respetar la naturaleza, creando en mí un vínculo indestructible para toda la vida.

A Andrés, por quererme y por estar siempre a mi lado.

¡¡¡Ah!!!, y a mi secretaria: mi perrita *Dakota*, que ha estado al pie del ordenador durante todo el tiempo que me ha llevado escribir este libro.

Muchísimas gracias a todos.